人工流产后避孕

标准服务手册

（试行本）

刘欣燕　于晓兰　主编

中国科学技术出版社
·北京·

图书在版编目（CIP）数据

人工流产后避孕标准服务手册：试行本 / 刘欣燕，于晓兰主编 . — 北京：中国科学技术出版社，2021.8（2022.1 重印）

ISBN 978-7-5046-9095-1

Ⅰ . ①人… Ⅱ . ①刘… ②于… Ⅲ . ①人工流产—基本知识 ②避孕—基本知识 Ⅳ . ① R719.9 ② R169.41

中国版本图书馆 CIP 数据核字 (2021) 第 125019 号

策划编辑	宗俊琳　焦健姿	
责任编辑	方金林	
装帧设计	佳木水轩	
责任印制	李晓霖	

出　　版	中国科学技术出版社	
发　　行	中国科学技术出版社有限公司发行部	
地　　址	北京市海淀区中关村南大街 16 号	
邮　　编	100081	
发行电话	010-62173865	
传　　真	010-62179148	
网　　址	http://www.cspbooks.com.cn	

开　　本	710mm × 1000mm　1/16	
字　　数	136 千字	
印　　张	6.75	
版　　次	2021 年 8 月第 1 版	
印　　次	2022 年 1 月第 2 次印刷	
印　　刷	天津翔远印刷有限公司	
书　　号	ISBN 978-7-5046-9095-1 / R·2730	
定　　价	48.00 元	

（凡购买本社图书，如有缺页、倒页、脱页者，本社发行部负责调换）

编著者名单

主　编　刘欣燕　中国医学科学院北京协和医院
　　　　于晓兰　北京大学第一医院

编　者　（以姓氏笔画为序）
　　　　韦晓昱　北京大学第一医院
　　　　米　鑫　北京市顺义区妇幼保健院
　　　　苏秋梅　北京市东城区妇幼保健院
　　　　杨　悦　民航总医院
　　　　吴文湘　北京大学第一医院
　　　　张玥红　北京市通州区妇幼保健院
　　　　林　青　首都医科大学附属北京友谊医院
　　　　罗岚蓉　首都医科大学附属北京妇产医院
　　　　庞秋梅　首都医科大学附属北京佑安医院
　　　　郝建珍　北京市东城区妇幼保健院
　　　　姜　昊　首都医科大学附属北京友谊医院
　　　　栾艳秋　北京市东城区妇幼保健院
　　　　彭　萍　中国医学科学院北京协和医院

学术秘书　（以姓氏笔画为序）
　　　　陈　宇　中国医学科学院北京协和医院
　　　　李春颖　中国医学科学院北京协和医院
　　　　滕莉荣　中国医学科学院北京协和医院

内容提要

人工流产后避孕服务是一项在很多国家都已成功实行的标准化服务，通过向广大育龄人群宣传避孕知识，促进人工流产手术后的女性即时落实避孕措施，从而降低重复人工流产率，达到保护生殖健康的目的。人工流产后避孕服务已成为生殖健康/计划生育优质服务的国际主流。

编者结合自身多年的工作实践经验，同时参考国内外相关文献资料，整理分析了国内育龄期女性选择避孕方法的情况、人工流产的现状及当前存在的问题，旨在提高服务对象及其配偶（伴侣）预防非意愿妊娠的意识和能力。书中重点介绍了人工流产的并发症及管理，细致阐述了各种避孕方法、个性化选择、避孕咨询、人工流产后避孕行政管理的内容。全书贯彻新时期卫生与健康工作方针，突出预防，建立长效机制，规范开展人工流产后服务，力求提高计划生育技术服务水平。

本书重点突出、阐释简洁，兼具参考性和实用性，既可作为规范业务工作、方便同行交流学习的指导手册，也可供从事相关专业的医务人员和计划生育相关人员开展工作时阅读参考。

前　言

  人工流产是非意愿妊娠后采取的补救措施，多次重复人工流产会严重影响女性生育能力和身心健康。为贯彻新时期卫生与健康工作方针，推进预防为主、避孕为主的服务工作，指导接受人工流产的女性即时落实高效避孕措施，减少重复流产，并且促进计划妊娠，保障女性健康的相关工作刻不容缓。

  2018 年 5 月，北京市卫生与健康委员会启动了全国第一个由政府主导的"人工流产后避孕服务工作"并提供项目基金支持。2018 年 8 月，国家卫生与健康委员会发布了《人工流产后避孕服务工作规范（2018 版）》，为全国开展人工流产后避孕服务工作提供了纲领性文件。自 2018 年起，北京市卫生与健康委员会妇幼处组织专家走访北京各区县开展调查研究，以学术讲座、专家指导、手拉手培训等多种形式开展人工流产后避孕服务工作。

  经过 3 年多的努力，北京市的人工流产后避孕服务工作从开始仅覆盖几个区县到如今已全部覆盖 17 个区县和 85% 的计划生育服务单位，同时提高了生殖健康计划生育工作者的知识水平和技术服务能力，也为保护女性生育能力做出了切实贡献。

  为应对人工流产后避孕服务工作实践中缺乏系统化理论指导的问题，相关机构组织专家参考国内外文献，结合北京市人工流产后避孕服务工作经验，编写了这部《人工流产后避孕标准服务手册（试行本）》，以期为广大育龄夫妇提供更加规范化、标准化的人工流产后避孕服务。书中所述涵盖了人工流产后避孕服务的意义、我国避孕及人工流产的现状、避孕方法及咨询技巧等诸多内容，阐述了人工流产后避孕服务中多方面的实际问题，重点突出，指导性强。

  希望本书能够成为一部高度标准化的人工流产后避孕服务工作实用性指导手册，为更好地在全国范围内开展人工流产后避孕标准服务工作、切实保护女性生育力做出积极贡献。希望本书对各位从事流产后避孕服务工作者有所帮助，书中的内容仅代表作者观点，如有不妥之处，欢迎各位同道批评指正！

中国医学科学院北京协和医院

北京大学第一医院

目　录

第 1 章　人工流产后避孕服务

一、《"健康中国 2030"规划纲要》与计划生育

2020 年，中国共产党十九届中央委员会第五次全体会议通过了《中共中央关于制定国民经济和社会发展第十四个五年规划和二〇三五年远景目标的建议》(以下简称《建议》)，开启了全面建设社会主义现代化国家新征程，释放出未来中国发展的重要信号。在《建议》中，"强国"是一个高频词，提出到 2035 年建成文化强国、教育强国、人才强国、体育强国、健康中国。健康是促进人的全面发展的必然要求，是经济社会发展的基础条件。实现国民健康长寿，是国家富强、民族振兴的重要标志，也是全国各族人民的共同愿望。

为推进健康中国建设，提高人民健康水平，中共中央、国务院印发了《"健康中国 2030"规划纲要》(以下简称《纲要》)。"共建共享、全民健康"，是建设健康中国的战略主题。在《纲要》的第三篇第二节"优化计划生育管理"中，提出要改革计划生育服务管理方式，更加注重服务家庭，构建以生育支持、幼儿养育、青少年发展、老人赡养、病残照料为主题的家庭发展政策框架，引导群众负责任、有计划地生育。完善国家计划生育技术服务政策，加大再生育计划生育技术服务保障力度；全面推行知情选择，普及避孕节育和生殖健康知识；完善计划生育家庭奖励扶助制度和特别扶助制度，实行奖励扶助金标准动态调整；坚持和完善计划生育目标管理责任制，完善宣传倡导、依法管理、优质服务、政策推动、综合治理的计划生育长效工作机制。根据《纲要》的指导思想，在计划生育工作中应以保护生殖健康为抓手，以提高人口素质、有计划的生育为未来计划生育服务的重点，从国家到北京市都在政策层面上规范并主导了人工流产后避孕服务工作。2018 年，国家卫生和计划生育委员会印发了《人工流产后避孕服务规范（2018 版）》，明确指出人工流产是非意愿妊娠后采取的补救措施，多次重复人工流产严重影响女性生育能力和身心健康。制定规范的目的就是贯彻新时期卫生与健康工作方针，推进预防为主、避孕为主服务落实，指导接受人工流产的妇女即时落实高效避孕措施，减少重复流产，促进计划生育，保障妇女健康。同年 5 月，北京市卫生和计划生育委员会印发《北京市卫生和计划生育委员会关于预防非意愿妊娠规范人工流产后避孕服务的通知》(京卫老年妇幼〔2018〕18 号)，旨在提高服务对象及其配偶（伴侣）、亲属预防非意愿妊娠的

意识和能力；促进计划生育，提高服务对象在知情选择的基础上，人工流产后即时使用长效、高效、可逆的避孕方法避免非意愿妊娠；降低服务对象人工流产后 1 年内的重复人工流产率，保护生育能力，保护妇女健康；完善计划生育服务工作，建立长效机制，通过规范开展人工流产后服务，不断提高计划生育服务水平。

二、人工流产后避孕服务介绍

服务对象是孕 27 周内因非意愿妊娠而人工流产的妇女。人工流产是指负压吸引术、钳夹术、药物流产、引产等人工终止妊娠的方法。

依据世界卫生组织（world health organization，WHO）指南，广义的人工流产后关爱（post-abortion care，PAC）有 5 方面内容，包括人工流产手术并发症的医疗服务、人工流产后计划生育服务、人工流产后咨询服务、人工流产后社区服务，以及人工流产后生殖健康综合服务。它通过标准化的医疗服务流程，面向大众，尤其是前来接受人工流产手术的夫妇宣传避孕知识、落实有效的避孕方法。人工流产后关爱服务的主要内容是人工流产后计划生育服务（post-abortion family planning service，PAFPS），其核心是人工流产后避孕服务（post-abortion contraception，PAC），也就是本手册重点讨论的内容。

人工流产后避孕服务是一项在很多国家都已成功实行的标准化服务体系，通过向广大的育龄人群宣传避孕知识，促进人工流产手术后的女性即时落实避孕措施，来降低重复人工流产率，达到保护生殖健康的目的。人工流产后避孕服务已经成为国际上生殖健康/计划生育优质服务的主流。大量实践经验已证明，推广和实施规范化人工流产后避孕服务，可以有效地降低重复人工流产率。中华医学会计划生育学分会一直积极倡议和大力推进这一标准化服务体系在我国计划生育领域的实施。

目前，我国每年有 800 万例次的人工流产。北京、上海等大城市重复人工流产率高达 50% 左右。导致重复人工流产虽然与年轻育龄人群避孕意识淡薄和对避孕方法的认识存有误区有关，但关键还是与我国尚未全面开展人工流产后避孕服务有关。正因为如此，中华医学会计划生育学分会自从 2009 年发起"科学避孕，远离人流"的倡议书至今，一直积极推行人工流产后避孕服务项目；推出《流产后计划生育服务指南》，为医疗系统实践提供了规范化的标准和参照。2018 年 5 月，北京市在全国率先启动政府主导下的规范人工流产后避孕服务工作，通过专家授课"手拉手"现场教学和知识竞赛等多种推进形式，实现了北京市人工流产后避孕服务工作在 16 区全覆盖，取得了阶段性成绩，在全国起到了示范作用。此外，人工流产后避孕服务项目还得到了国际健康生殖中心的大力支持，从 2006 年起，国际健康生殖中心就参与了由欧盟资助的、在中国开展的人工流产后避孕服务合作研究项目，为人工流产后避孕服务项目在中国的顺利开展提供了有力的帮助。

三、人工流产后避孕服务目标及基本要求

（一）服务目标

1. 提高服务对象及其配偶（伴侣）预防非意愿妊娠的意识和能力。

2. 提高服务对象流产后即时和半年内长效、可逆、高效避孕措施落实率，避免非意愿妊娠。

3. 降低服务对象流产后 1 年内重复流产率，保护生育能力，保护妇女健康。

4. 促进有计划的妊娠。

（二）基本要求

1. 人员要求　从事宣传教育、一对一咨询、随访服务的人员应当为掌握避孕节育和计划生育知识、熟悉人工流产服务流程、具备良好咨询沟通能力、接受过相关业务培训的医护人员。

2. 服务设施要求

(1) 宣传教育场所：可利用候诊区或其他相对独立、封闭的区域，有条件的机构可以设立专用的宣教室。开展宣传教育的场所应当环境安静、温度适宜、座椅舒适，配备投影或视频播放设备，备有宣教展板，摆放生殖系统模型和避孕药具展示柜，以及可供发放的宣传资料。

(2) 一对一咨询场所：有条件的机构可以单独设立一对一咨询室，也可与诊室共用。一对一咨询场所的位置应当相对僻静、隔音良好、门窗可以关闭或至少应当有幕帘能够遮挡视线，可供接受人工流产的妇女及其配偶（伴侣）或亲属同时咨询。咨询场所应当配备男女生殖系统模型和各种宣传资料，帮助服务对象理解相关科学知识和避孕节育措施。咨询场所还应当备有常用避孕药具，在服务对象需要时及时提供并指导使用。具备条件的咨询场所，应当设置专用电话，由专人接听并提供咨询，用于随访。应当将电话号码提供给每一位服务对象，并在就诊区域公布。

四、人工流产避孕服务的内容及流程

人工流产后避孕服务涉及术前初诊、手术当日和术后随访等环节，服务内容包括宣传教育、一对一咨询、指导人工流产后即时落实高效避孕措施等服务。其中，术前初诊、术后首次随访提供的 2 次一对一咨询服务最为重要。

（一）术前初诊

1. 宣传教育　通过多种方式向服务对象及其配偶(伴侣)宣传避孕节育科学知识，使其了解人工流产对女性健康和生育能力的损害，告知高危人工流产甚至危及生命，提高防范非意愿妊娠的意识，提升安全避孕能力。对于有生育计划的人群宣传计划

生育的重要性，介绍科学备孕相关知识。

(1) 主要内容：①与怀孕生育有关的生理、心理知识；②避孕节育科学知识，常用避孕方法及特点；③人工流产原理、方法；④人工流产对女性健康和生育能力造成的影响及危害；⑤高危人工流产概念、危害及影响因素；⑥人工流产术前注意事项、术后康复知识；⑦人工流产后避孕知识；⑧计划生育的重要性、基本方法及孕前准备知识。

(2) 主要形式：通过在候诊区域播放科普视频、摆放宣传展板、放置宣传资料等方式，传播科学避孕及计划生育知识。鼓励采用微信公众号等新媒体方式，向服务对象推送科普信息。

2. 一对一咨询　在实施人工流产之前，有针对性地向服务对象提供人工流产、避孕节育相关知识和咨询指导，包括介绍常见避孕方法种类，以及高效避孕方法和非高效避孕方法的概念与差异（见附录 A），告知服务对象可以获得免费的避孕药具及获取渠道，对服务对象提出的问题予以解答，指导服务对象在充分知情的基础上对人工流产后期望采用的避孕措施自主做出选择（人工流产后即时可选择的避孕方法见附录 B），重点指导服务对象落实高效避孕方法。对于有生育计划的服务对象，提供计划生育知识和相应的咨询指导。

(1) 病史询问：全面询问服务对象信息，包括个人基本信息、疾病史、孕产史、人工流产史、避孕情况和本次非意愿妊娠的原因，以及今后的生育计划等，填写《人工流产后避孕服务术前咨询记录表》（见附录 C）。

(2) 排查高危因素：甄别服务对象是否具有人工流产和发生重复人工流产高风险因素，如年龄 ≤ 19 岁、半年内曾做人工流产、人工流产总数 > 3 次等。凡符合《人工流产高危因素筛查表》（见附录 D）、《发生重复人工流产高风险因素筛查表》（见附录 E）中任一项者，可评估为高危人工流产和发生重复人工流产风险人群。

(3) 术前常规检查：按照中华医学会计划生育学分会《临床诊疗指南与技术操作规范：计划生育分册（2017 修订版）》，开展人工流产前各项医学检查。

(4) 咨询指导：针对服务对象的具体情况告知人工流产和避孕节育医学知识。主要包括以下内容。①意外妊娠主要原因分析。对已避孕者，充分了解其所采用的避孕措施及使用情况，分析造成避孕失败的原因，包括选择措施不当、使用不正确等。对未避孕者，充分了解未避孕的原因。②人工流产知识及危害。介绍人工流产基础知识，指导服务对象选择适宜流产方式，讲解术前术后的注意事项。阐明人工流产是非意愿妊娠后的补救措施，对女性健康和生育能力存在损害，可能发生近期和远期并发症，强调告知人工流产（特别是重复人工流产和高危人工流产）对生育能力的不良影响。人工流产可导致输卵管阻塞、宫腔粘连、子宫内膜异位症等流产并发症，还可导致继发不孕。人工流产次数增多和高危人工流产，都会导致人工流产并发症及继发不孕的发生率增高。即使得以怀孕，也会增加自然流产、早产、胎盘异常及低体重儿等不良妊娠结局的发生风险。③重点强调3条关键信息。一是早孕流产后2周即可恢复排卵，如果不避孕，首次月经之前即可能再次妊娠。二是人工流产后1年内，特别是6个月内再次妊娠对母体和胎儿存在较大风险，如果再次选择人工流产会对女性身体和生育能力造成更大损害，严重时可能导致死亡。三是接受人工流产后应当立即落实高效避孕措施。④高效避孕方法介绍。向服务对象讲解高效避孕方法和其他避孕方法的概念和差异。某种避孕方法每100名妇女完美使用1年，发生非意愿妊娠的人数＜1，即为高效避孕方法；发生非意愿妊娠的人数在2～9，则为有效避孕方法；发生非意愿妊娠的人数＞9，则为效果较差的避孕方法。高效避孕方法包括宫内节育器、皮下埋植剂、女性绝育术、男性绝育术、长效避孕针、复方口服避孕药等。有效避孕方法包括男用避孕套、女用避孕套、安全期法、体外排精法等，但是必须坚持和正确使用，否则失败率较高。其中安全期法、体外排精法由于较难长期坚持和正确应用，在一般使用的情况下失败率较高，实际避孕效果较差。外用避孕药（膜剂、栓剂、凝胶）属于效果较差的避孕方法。上述避孕方法中，宫内节育器、皮下埋植剂、女性绝育术、男性绝育术、长效避孕针属于长效避孕方法；复方口服避孕药、男用避孕套、女用避孕套、安全期法、体外排精法、外用避孕药等属于短效避孕方法。其中宫内节育器、皮下埋植剂、长效避孕针属于长效可逆避孕方法。⑤计划生育宣传指导。针对有生育计划的服务对象，强调计划生育的重要性，讲解基本方法和知识，包括基础体温测定、超声监测排卵等。

3. 指导术前选定人工流产后宜采用的高效避孕方法 针对避孕失败原因，向服务对象澄清避孕节育的误区，介绍适合不同生理生育期和生育计划的避孕方法，提出服务对象人工流产后适合使用的避孕方法建议，指导服务对象在接受人工流产之前即选定术后将采用的避孕方法。重点推荐高效避孕方法（见附录A和附录B），鼓励使用长效避孕方法。对由服务对象自行使用的避孕方法，给予科学指导。对于口服避孕药、避孕套等避孕效果受服务对象使用行为影响较大的方法，强调必须坚持和正确使用。告知国家免费提供宫内节育器、皮下埋植剂、长效避孕针、复方口服避孕药、避孕套、外用避孕药等计划生育药具及获取渠道。

(1) 人工流产后2年内无生育计划的夫妇：首选长效可逆的避孕方法，包括宫内节育器、皮下埋植剂、长效避孕针。对于未能决定采用长效可逆避孕方法的妇女，可指导采用复方口服避孕药或避孕套。

(2) 已经完成生育计划的夫妇：可在知情自愿的基础上实施女性或男性绝育手术。

对于已经完成生育计划的夫妇，特别是女方再次妊娠存在高危风险因素可能危及生命的，告知夫妇风险严重程度，指导知情自愿实施女性或男性绝育手术。高危风险因素包括本次或既往为剖宫产瘢痕妊娠、前置胎盘（尤其是胎盘植入史）、多次剖宫产史、异位妊娠等不良孕产史等。

(3) 患有严重的内外科疾病，再次妊娠可能危及生命的妇女：告知夫妇风险严重程度，指导知情自愿实施女性或男性绝育手术。上述严重内外科疾病包括严重心血管系统疾病、严重肺功能不全、严重肝肾疾病、严重内分泌疾病等。

(4) 近期有生育计划的夫妇：针对 2 年内有生育计划的夫妇，可指导采用复方口服避孕药、避孕套。

根据服务对象采取的避孕方法提出有针对性的指导意见。

（二）手术当日

1. 宣传教育　采用适当形式讲解，再次告知服务对象人工流产后的注意事项，再次宣传人工流产后避孕知识及避孕方法。

2. 实施人工流产　遵循知情自愿原则，服务对象签署人工流产手术知情同意书及人工流产后避孕服务知情同意书（见附录 F）。按照中华医学会计划生育学分会《临床诊疗指南与技术操作规范：计划生育分册（2017 修订版）》，为服务对象实施人工流产。

3. 即时落实长效可逆避孕方法　根据术前咨询结果和术中具体情况，按照自愿原则，对人工流产后选择宫内节育器、皮下埋植剂作为避孕措施的妇女，排除禁忌证后可即时放置。放置手术前，签署相关手术知情同意书，按照中华医学会计划生育学分会《临床诊疗指南与技术操作规范：计划生育分册（2017 修订版）》，做好相应医学检查。

4. 术后一对一咨询　手术流产或药物流产后留观阶段，再次告知服务对象人工流产后注意事项，并提供相应的健康教育资料。对术后即时放置宫内节育器、皮下埋植剂的服务对象，应当告知可能发生的不良反应。告知服务对象实施人工流产后 1 个月需返院复诊，预约下次复诊日期，并告知其他需要及时复诊的征象。对选择人工流产后使用长效避孕针、复方口服避孕药、避孕套和外用避孕药的妇女，再次讲解使用方法，提供避孕药具，强调必须坚持和正确使用。承担免费避孕药具发放服务的医疗机构，应当优先向服务对象提供免费避孕药具。对选择人工流产后使用长效可逆的避孕方法或绝育术的妇女，告知适宜手术时机。

（三）术后复诊

实施人工流产后 1 个月，针对返院复诊的服务对象进行术后首次随访，开展一对一咨询，了解服务对象人工流产后身体及月经恢复情况，评估避孕方法的使用情况，填写《人工流产后避孕服务随访登记表（1 个月）》（见附录 G）。对于仍无意愿采用避孕措施的妇女，以及正在使用外用避孕药、安全期法、体外排精法等失败率较高的避孕方法的妇女，应当根据其生育计划，指导选择并落实高效避孕方法。需要时，为服务对象补充提供避孕药具。承担免费避孕药具发放服务的医疗机构，应当优先向服务对象提供免费避孕药具。

在实施人工流产后 3 个月，针对服务对象进行再次随访，可利用多种形式开展咨询指导，或告知其到计划生育科、妇科、产科等相关科室门诊就诊咨询，并填表记录（见附录 H），重点针对存在重复人工流产高风险因素的人群、使用短效避孕方法和使用其他非高效避孕方法者。有条件的机构可在实施人工流产后 6 个月和 12 个月，针对存在重复人工流产高风险因素的人群进行第 3 次、第 4 次随访，可利用多种形式开展咨询指导，并填表记录。了解避孕方法使用情况和依从性，指导服务对象后续坚持落实高效避孕方法。人工流产后避孕服务具体内容及流程见表 1-1 和图 1-1。

表 1-1　人工流产后避孕服务内容及流程

时　间	地　点	形　式	内　容
初诊	候诊区	宣传教育	观看视频和展板，发放宣教资料，告知人工流产的危害和对生育能力造成的不良影响，人工流产后即时避孕的必要性，可选择的避孕方法，计划生育的重要性及相关知识
	诊室或咨询室	一对一咨询	确诊宫内妊娠，实施术前医学检查，确定人工流产及方式，讨论人工流产的危害。对女性健康和生育能力的损害，高危人工流产甚至危及生命。预约流产时间，讨论、选择、确定（开具处方）人工流产后即时落实的避孕方法，交代流产前后的注意事项，针对有生育计划者，提供计划生育知识和咨询指导
手术当日	候诊区	宣传教育	告知人工流产前、中、后的注意事项和要求（包括随访的日期和内容），可选择的避孕方法及如何使用
	人工流产手术室	医疗服务	实施人工流产，根据人工流产前的咨询结果，对选择宫内节育器或者皮下埋植剂的妇女排除禁忌证后即时放置
	术后休息室	一对一咨询及免费避孕药具发放	手术流产后或药物流产过程观察，告知人工流产后注意事项，对同时放置宫内节育器或者皮下埋植剂的服务对象告知可能发生的不良反应。对选择人工流产后使用长效避孕针、复方口服避孕药、避孕套和外用避孕药（膜剂、栓剂、凝胶）的妇女，再次讲解使用方法，提供避孕药具，强调必须坚持和正确使用。承担免费避孕药具发放服务的医疗机构，应当优先向服务对象提供免费避孕药具，对选择人工流产后使用长效可逆避孕方法或绝育术的妇女，告知适宜手术时机，对所有人工流产后的妇女预约下次随访日期，并告知需要及时复诊的征象
术后随访	1 个月	诊室或咨询室	一对一咨询	了解人工流产后出血或月经恢复情况，结合临床或辅助检查评估流产结局。了解性生活恢复情况和避孕方法使用情况。鼓励坚持或转换高效和长效的避孕方法，需要时补充避孕药具。承担免费避孕药具发放服务的医疗机构，应当优先向服务对象提供免费避孕药具

（续表）

时间		地点	形式	内容
术后随访	3个月	诊室、咨询室或通过其他途径的互动联系	咨询指导	鼓励复诊，了解避孕方法使用情况，对使用过程中发生的问题给予指导，鼓励坚持或转换高效和长效的避孕方法，重点针对存在重复人工流产高风险因素的人群、使用短效避孕方法、使用其他非高效避孕方法者
	6个月、12个月	诊室、咨询室或通过其他途径的互动联系	咨询指导	有条件的机构，针对存在重复人工流产高风险因素的人群，鼓励复诊，了解其避孕方法使用情况，对使用过程中发生的问题给予指导，鼓励坚持或转换高效和长效的避孕方法

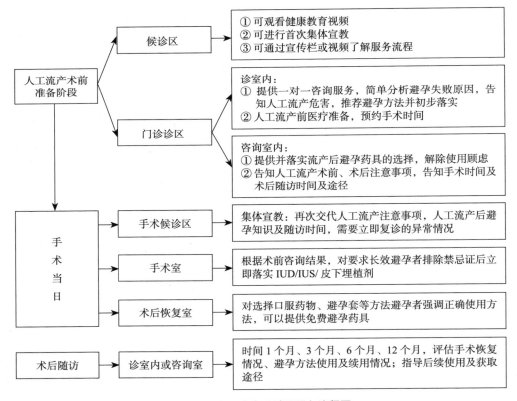

图 1-1 人工流产后避孕服务流程图

IUD. 宫内节育器；IUS. 释放孕激素的宫内节育系统

（庞秋梅　罗岚蓉　张玥红）

参考文献

[1] 国家卫生健康委员会. 国卫办妇幼发〔2018〕17号：关于印发人工流产后避孕服务规范（2018版）的通知.

[2] 中华医学会计划生育学分会. 临床诊疗指南与技术操作规范：计划生育分册（2017修订版）. 北京：人民卫生出版社，2017.

第2章　国内育龄女性选择避孕方法的现状

一、已婚育龄女性避孕率下降

1990年，我国开始建立妇幼卫生监测网，到2007年全国妇幼卫生监测点扩大到336个，监测已婚育龄女性避孕率、节育手术和人工流产手术例数见表2-1。2010年以来，我国已婚育龄女性避孕率从89.1%下降到80.6%。其中，西藏（30.1%）、重庆（48.9%）和北京（68.3%）明显下降，位列后3名。

表2-1　各地区已婚育龄妇女避孕率（%）

地区	2010年	2014年	2015年	2016年	2017年	2018年
全国	**89.1**	**86.6**	**86.1**	**83.0**	**80.6**	**80.6**
北京	84.6	78.3	76.6	73.0	64.3	68.3
天津	90.7	90.5	90.2	88.0	87.9	86.3
河北	90.8	90.8	90.8	89.5	88.6	87.3
山西	90.1	91.2	91.0	88.4	85.0	81.7
内蒙古	91.5	89.8	90.0	90.0	88.9	87.9
辽宁	88.2	86.0	85.0	79.4	79.7	79.8
吉林	89.9	89.5	89.4	87.0	88.6	88.8
黑龙江	92.6	91.2	90.8	90.5	90.2	90.0
上海	82.8	81.0	78.8	75.6	75.5	83.4
江苏	90.0	88.4	88.5	87.3	86.6	82.3
浙江	88.6	86.1	86.2	82.3	80.1	75.6
安徽	90.4	89.7	90.1	89.2	89.5	89.1
福建	81.6	80.3	79.3	77.8	73.7	70.9
江西	93.9	82.2	83.6	83.9	83.4	82.5

（续表）

地区	2010 年	2014 年	2015 年	2016 年	2017 年	2018 年
山东	89.6	84.9	81.7	83.7	64.0	81.4
河南	89.6	89.8	89.7	83.3	78.5	85.7
湖北	86.1	84.4	84.2	80.4	87.9	76.4
湖南	92.2	89.8	89.7	85.6	84.6	82.9
广东	89.9	814	81.5	81.9	78.2	72.6
广西	87.1	868	86.5	85.0	78.7	82.0
海南	79.2	80.7	81.3	81.5	85.9	77.7
重庆	90.8	82.0	78.7	64.4	55.1	48.9
四川	88.3	85.7	84.8	79.0	76.8	74.6
贵州	88.2	89.1	88.7	85.4	83.4	78.9
云南	86.2	86.0	86.8	78.2	79.8	79.0
西藏	78.0	—	—	61.4	53.1	30.1
陕西	91.3	91.1	91.2	77.9	88.5	88.1
甘肃	87.9	82.3	81.2	67.6	74.3	78.1
青海	84.9	87.7	88.1	87.1	85.7	85.4
宁夏	90.5	92.3	93.0	92.4	92.0	91.8
新疆	82.7	73.0	83.5	83.3	79.1	82.4

二、全国部分地区已婚育龄女性采取各种避孕措施的构成比

除了育龄女性避孕率在下降以外，2017 年中国人口出版社出版的《人口与计划生育常用数据手册》显示我国不同地区已婚育龄女性采取各种避孕措施的构成比差别较大（表 2-2），其中避孕套使用前 3 位的地区，分别是北京、天津和上海，避孕套的使用比例 > 50%，均属于接受高等教育比例较高、人口流动性较大、经济较发达的城市；其中北京的避孕套使用率甚至高达 80.77%。结合 2017 年北京已婚女性避孕率 64.3%，北京地区已婚育龄女性的避孕现状是 35.7% 不避孕；在 64.3% 避孕的夫妇中，17.34% 采用长效避孕方法避孕（男性绝育比例 0.02%；女性绝育比例 0.44%；宫内节育器比例 16.82%；皮下埋植剂比例 0.06%）、80.77% 采用避孕套避孕、1.33%

采用避孕药避孕、0.10% 采取外用避孕药避孕、0.48% 采用安全期等其他避孕方法避孕。因此，北京地区已婚育龄女性避孕的现状是采用长效避孕方法的比例低、采用高效避孕方法的比例低，而采用短效、低效避孕方法的比例高，现状令人担忧。此外，从表 2-2 还可以看出，全国各地避孕措施的构成比具有显著的不同；在西南地区采用宫内节育器和绝育的比例明显高于其他地区。

表 2-2　全国部分地区已婚育龄女性采取各种避孕措施构成比（%）（2017 年）

	男性绝育	女性绝育	IUD	皮下埋植剂	避孕药	避孕套	外用药	其他
全国	3.32	24.93	52.18	0.19	0.82	18.04	0.15	0.37
北京	0.02	0.44	16.82	0.06	1.33	**80.77**	0.10	0.48
天津	0.07	3.55	41.11	0.09	1.09	**52.60**	0.31	1.20
上海	0.21	2.70	40.88	0.14	2.60	**51.19**	0.56	1.72
浙江	0.18	17.90	45.00	0.09	0.44	35.93	0.12	0.32
广东	5.88	35.66	23.1	0.04	0.39	34.75	0.08	0.09
西藏	0.02	10.07	24.33	12.28	25.51	24.52	2.67	0.61
青海	0.21	32.52	54.07	0.56	3.49	7.43	0.70	1.02
贵州	10.58	**50.72**	32.29	0.05	0.14	6.00	0.02	0.19
甘肃	0.04	**53.61**	39.45	0.21	0.98	5.54	0.02	0.16
河南	11.27	39.37	43.29	0.27	0.37	5.21	0.07	0.15
山西	0.30	26.79	**68.89**	0.05	0.31	3.18	0.00	0.48
云南	2.37	23.33	**64.20**	0.31	2.14	7.03	0.28	0.33
四川	3.05	2.24	**75.64**	0.67	2.06	14.54	0.09	1.70
重庆	4.53	1.29	**73.71**	0.18	3.38	16.37	0.41	0.13

IUD. 宫内节育器

三、已婚育龄女性采用长效避孕措施比例下降

从妇幼卫生监测网来看全国已婚育龄女性避孕率、节育手术和人工流产手术例数。2010—2018 年，我国男女绝育手术例数和放置宫内节育器（IUD）由 946.1（21.8+170.0+754.3）万例降低到 423.1（5.3+40.4+377.4）万例，取出 IUD 例数却由每年 281.7 万例增加 347.4 万例，也进一步提示采用宫内节育器和绝育避孕的人数在明显降低（表 2-3）。

表 2-3　全国实施各种节育手术例数（单位：万例）

年份	男性绝育	女性绝育	放环	取环	人工流产
1990	146.6	531.5	1235.2	2355.1	1349.4
1995	46.4	231.5	836.8	184.2	747.6
2000	31.2	168.1	683.3	223.5	665.9
2005	19.9	141.9	680.4	278.8	710.6
2010	21.8	170.0	754.3	281.7	636.1
2015	14.9	123.1	822.8	362.9	985.2
2018	5.3	40.4	377.4	347.4	974.0

此外，从表 2-3 也可以看出随着长效避孕措施使用的减少，人工流产的例数却一直居高不下，表明避孕失败的人数越来越多。

四、育龄女性避孕失败的原因

（一）未避孕比例高

90% 以上人工流产的原因是意外妊娠，包括未避孕和避孕失败的非意愿性妊娠。调查显示人工流产中 41%～81% 女性因未采取避孕措施而导致怀孕。未避孕的原因有侥幸心理，感觉自己当时不会妊娠；担心避孕方法不良反应；当时没有避孕药具；感觉自己不孕或配偶不育；其他（如配偶不愿等）情况。侥幸心理为主要原因，占 43.9%；担心避孕方法不良反应占 30.5%。1/3 的女性并未意识到自己处于发生妊娠的风险中。有研究分层比较重庆市区县组和市区组人工流产未避孕原因，发现区县组不了解避孕方法比率显著高于市区组（$P < 0.05$），提示区县避孕知识普及较市区组差。

（二）避孕失败

研究还显示，31%～63% 的人工流产是因为避孕失败。分析研究发现河南避孕失败的方法中，安全期及体外排精等占 48.8%、避孕套占 33.3%、紧急避孕药占 17.2% 和 IUD 占 0.7%；而湖北避孕失败方法中，安全期占 50%、药物避孕占 13%、避孕套占 9%；广东避孕失败方法中，安全期占 36.0%、紧急避孕药占 18.6%、体外射精占 10.7%、避孕套占 5.0%、IUD 占 0.5%，其他原因占 1.5%。提示安全期避孕是意外妊娠的主要原因；其次的避孕失败原因，河南是避孕套、湖北是药物避孕、广东是紧急避孕药；这些都属于低效避孕方法或者存在使用不当的问题。

综上所述，目前中国避孕方法使用的现状是未婚、低龄性生活和已婚避孕率下降导致未避孕比率高，低效避孕措施比率高，最后造成非意愿妊娠人工流产显著增加，因此，迫切需要加强避孕知识教育，重视人工流产后避孕服务，促进并落实长效可逆的避孕方法（long-acting reversible contraception，LARC）。

（彭　萍）

参 考 文 献

[1] 马晓伟.妇幼保健和计划生育//国家卫生健康委员会.2019中国卫生健康统计年鉴[M]，北京：中国协和医科大学出版社，2019：215-228.

[2] 国家卫生计生委计划生育基层指导司与中国人口与发展研究中心.人口与计划生育常用数据手册[M].北京：中国人口出版社，2017：217-219.

[3] 吕英璞，史文会，张娜娜.2010—2015年育龄妇女人工流产原因分析比较[J].河北医科大学学报，2016，37（9）：1030-1033.

[4] 郭沛沛，刘玉玲，汤福想.2956例人工流产女性现状分析及人工流产后关爱服务在生殖健康中的作用评价[J].中国全科医学，2016，19（24）：2982-2985.

[5] 闫玉琴.678例人工流产分析及计划生育指导效果研究[J].世界最新医学信息文摘，2015，15（15）：155-156.

[6] 杜二球，高霞，李咏梅.610例育龄期女性非意愿妊娠人工流产的临床分析[J].中国妇幼健康研究，2017，28（4）：439-463.

[7] 徐小鸥，张小娟，杨学妞.964例重庆市区与区县人工流产妇女避孕状况对比分析[J].重庆医学，2017，46（13）：1804-1806.

[8] 石莹，何耀娟，郭芝亮.4538例人工流产术后回顾与流产后关爱服务效果评价[J].哈尔滨医药，2015，35（2）：97-99.

[9] 宋艳波，段仙芝，王少明.北京社区医院非医学原因人工流产现状调查，内蒙古医学杂志[J].2016，48（2）：200-202.

[10] 张钰，陈丽云，张锦新.1546例未婚女性人工流产现状调查及分析[J].中外女性健康研究，2016，19：171-172.

[11] 陈新侠.297例未婚女性人工流产原因分析及对策[J].大家健康，2016，10（14）：198.

[12] 徐霞，余静丽，陈亚.15～19岁未婚女性无痛人工流产术前焦虑及影响因素调查[J].预防医学，2018，30（2）：205-207.

第3章 国内人工流产的现状

一、我国人口出生的情况

中国一直是一个人口大国，但是我国的人口结构正在发生变化，已经逐步进入人口老龄化社会，人口红利正在逐步递减。由于人口结构的变化，近 10 年来，我国的计划生育的政策进行了较大的调整，经历了"独生子女→双独二孩→单独二孩→全面二孩→全面三孩"的政策转变。2016 年 1 月 1 日全面实施一对夫妇可生育两个孩子政策（以下简称全面二孩政策）。但是全面二孩政策的开放后，并没有出现预想的生育率的上升；相反，我国的生育率持续走低（图 3-1）。当前，我国总和生育率远低于 2.45 的全球平均水平，也低于 1.67 的发达国家水平（图 3-2）。育龄女性规模已见下滑，预计 2030 年 25—30 岁生育高峰期女性将减少 44%（图 3-3）；出生人口即将大幅下滑，预计 2030 年将降至 1100 多万，较 2018 年减少 26%（图 3-4）。我国人口形势不容乐观。

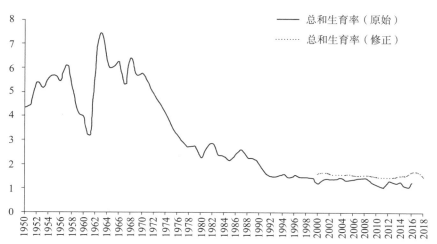

图 3-1 1950—2018 年总和生育率大幅下滑
资料来源：国家统计局，恒大研究院

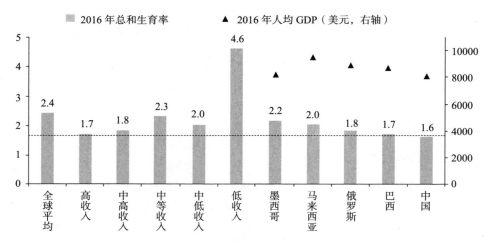

图 3-2　中国总和生育率远低于全球平均水平

资料来源：国家统计局，恒大研究院

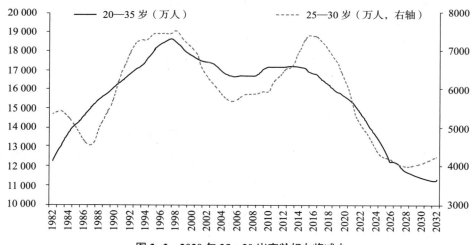

图 3-3　2030 年 25—30 岁育龄妇女将减少

资料来源：国家统计局，恒大研究院

二、我国人工流产的现状

在出生率持续走低，出生人口大幅度下降的情况下，人工流产数却一直在高线上徘徊。在 2009—2013 年，全国人工流产的数量一直在 600 万～700 万，2014 年陡升超过 900 万。自 2016 年 1 月 1 日全面放开二胎政策实施，人工流产的数量略有小幅度的下降，由 2015 年的 985 万下降至 964 万，并于 2017 年保持这个数量，但是 2018 年再次出现了上升（表 3-1）。

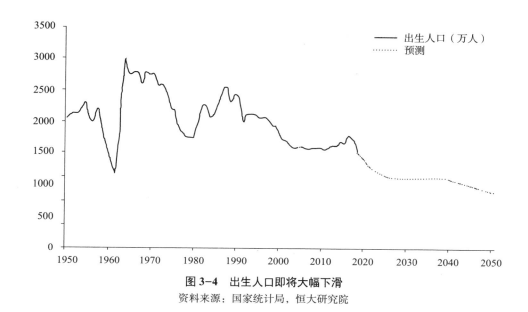

图 3-4 出生人口即将大幅下滑
资料来源：国家统计局，恒大研究院

人工流产率是指人工流产数与育龄妇女人数之比，以千分率（‰）表示。国外对 15—44 岁妇女调查显示，人工流产率最高地区是东欧，为 90‰；最低地区是西欧，为 11‰。我国女性以 15—49 岁为育龄期，人工流产率的变化与人工流产的数量一致，表现为近 5 年的上升，在 28‰。

表 3-1 2009—2018 年中国人工流产数和人工流产率

	2009 年	2010 年	2011 年	2012 年	2013 年	2014 年	2015 年	2016 年	2017 年	2018 年
人工流产数（万）	611	636	663	669	623	962	985	964	962	974
育龄妇女数（万）	36352	37605	38293	38152	37575	37072	36566	34289	35292	
人工流产率（‰）	16.81	16.92	17.32	17.54	16.60	25.95	26.94	28.13	27.28	

在我国，2016 年放开二胎政策后，出生人口并没有出现部分专家预测的井喷现象，2016 年的出生人口数较 2015 年仅增加了 400 万，也没有表现出强劲的上升趋势；2017 年的出生人口数较 2016 年即减少近 100 万；2018 年出生人口数为 1520 万，较 2017 年继续减少 200 万。有研究采用人工流产活产比，即人工流产数与同期活产婴儿数之比，以此反映人工流产水平的变化趋势可能更为合理。需要说明的是，人

工流产活产比不仅与人工流产数量相关，还受到出生人数影响，当出生人数下降时，尽管人工流产活产比数值增大，也并不能说明人工流产水平增高。因此，我们从表3-2可以看到，2009—2013年的人工流产活产比一直＜50%，2014年比率开始升高，2015年最高为67.7%，2016年下降到50%，到了2018年随着出生人口的减少和人工流产的增加，再次＞60%，似乎说明一个情况，一定数量的育龄妇女，在总体妊娠数量下降的背景下，生育数降低的时候，人工流产量却是增加的，说明意外妊娠多了，其中多数都是以终止妊娠为结局，而不是生育（表3-2和图3-5）。

表3-2　2009—2018年中国出生人口数与人工流产数

	2009年	2010年	2011年	2012年	2013年	2014年	2015年	2016年	2017年	2018年
出生活产数（万）	1382	1421	1450	1544	1510	1517	1454	1846	1757	1520
人工流产数（万）	611	636	663	669	623	962	985	964	962	974
出生人工流产比（%）	2.26	2.23	2.18	2.3	2.42	1.57	1.47	1.91	1.82	1.56
人工流产活产比（%）	44.2	44.7	45.7	43.3	41.2	63.4	67.7	52.2	54.7	64.0

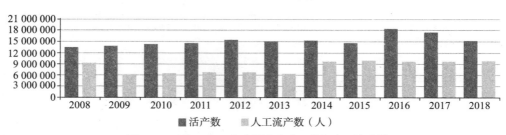

图3-5　2009—2018年中国出生人口数与人工流产数

三、人工流产与避孕

计划生育包括避孕节育和人工流产，因此，人工流产与避孕关系密切。采取高效的避孕方法，可以避免非意愿妊娠，也就可以减少人工流产的发生。反之亦然，从中国近10年的数据可以看到，在计划生育手术中，人工流产手术的比例逐年上升（表3-3）。

表 3-3　2009—2018 年全国人工流产在计划生育手术的比率

	2009 年	2010 年	2011 年	2012 年	2013 年	2014 年	2015 年	2016 年	2017 年	2018 年
节育手术例数（万）	2276	2215	2194	2176	2034	2418	2378	2099	1904	1842
人工流产数（万）	611	636	663	669	623	962	985	964	962	974
人工流产比率（%）	26.8	28.7	30.2	30.7	30.7	39.8	41.4	45.9	50.6	52.9

以北京市为例，从表 3-4 中我们可以看到 2009—2018 年，北京市计划生育手术情况，2009—2013 年已婚育龄妇女的避孕率＞80%，人工流产手术的占比在 50%，而近年避孕的比率下降，伴随人工流产的增多，占比＞70%。其中长效避孕方法，放置宫内节育器占比＜10%，且呈现降低的趋势。2016 年全面二胎政策后，取出宫内节育器占比有一个明显的升高，避孕率下降。从图 3-6 中可以明显看到，在避孕率的持续走低伴随着人工流产率的升高。

表 3-4　2009—2018 年北京市避孕率和计划生育手术情况

	2009 年	2010 年	2011 年	2012 年	2013 年	2014 年	2015 年	2016 年	2017 年	2018 年
避孕率（%）	85.6	84.6	83.6	82.7	79	78.3	76.6	73	64.3	68.3
放环率（%）	11.3	9.64	8.95	9.77	10.2	9.54	8.57	7.41	7.45	8.16
取环率（%）	23.2	15.07	15.72	16.69	23.93	17.83	18.13	21.4	19.04	17.85
人工流产率（%）	46.5	56.12	56.85	57.31	51.39	72.04	72.8	70.78	72.92	73.63

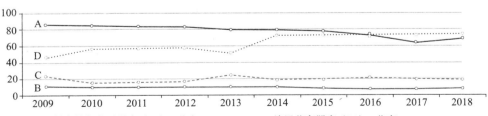

A. 已婚育龄妇女避孕率（%）- 北京　　　B. 放置节育器率（%）- 北京
C. 取出节育器率（%）- 北京　　　　　　D. 人工流产率（%）- 北京

图 3-6　北京市避孕率与计划生育手术的关系

四、我国人工流产的特点

中国的人口数量多，近 1000 万的人工流产数量，数目不可小觑，同时人工流产的人群，呈现以下特点，更是存在生育力受损的隐患。

（一）人工流产人群年龄轻

吴尚纯教授等汇总调查妇女人数为 39 820 人，25 岁以内妇女所占比例为 47.5%。

（二）人工流产未育妇女比例高

文献汇总的未育妇女所占比例高达 49.7%，人工流产妇女中首次妊娠的比例为 35.8%。

（三）人工流产次数频

文献汇总结果显示，在人工流产妇女中，半数都有过人工流产史，占 55.9%。如果将 > 3 次的人工流产定义为多次人工流产，则多次人工流产的妇女比例为 13.5%。

（四）人工流产间隔时间短

文献报道人工流产时间间隔在 4 年内的占 92.0%，45% 重复人工流产间隔为 0.5～1.5 年；另有研究结果显示，在 1251 例重复人工流产者中，时间间隔 < 6 个月、6～12 个月、> 12 个月所占比例分别为 30.7%（384 例）、27.3%（341 例）、42.1%（526 例）；研究表明，在人工流产的 9 个高危因素中，首位为半年内有终止妊娠史，占 36%；其次为人工流产 > 3 次者，占 17.7%。

由上可见，中国开放了全面二孩政策，没有出现出生人口的增加，不仅因为客观存在的育龄期妇女数量减少的瓶颈，还存在由于避孕措施未落实导致的人工流产数量上升，人工流产可能进一步损害育龄妇女的生育能力。因此，亟待在妇女中进行生殖健康和科学避孕的教育，尤其是在人工流产后的女性中，通过知情选择，让人工流产后的妇女即时开始使用长效、高效、可逆的避孕方法，来避免再次发生非意愿妊娠，尤其是避免半年内的重复人工流产。2018 年国家卫生健康委员会印发了《人工流产后避孕服务规范（2018 版）》，同年 5 月，北京市卫生和计划生育委员会印发《北京市卫生和计划生育委员会关于预防非意愿妊娠规范人工流产后避孕服务的通知》（京卫老年妇幼〔2018〕18 号），旨在提高服务对象及其配偶（伴侣），亲属预防非意愿妊娠的意识和能力；促进计划生育，提高服务对象在知情选择的基础上，人工流产后即时使用长效、高效、可逆的避孕方法避免非意愿妊娠；降低服务对象人工流产后 1 年内的重复人工流产率，保护生育能力，保护妇女健康。

（罗岚蓉）

参考文献

[1] 顾向应，张雪松 . "全面二孩" 政策下关注再生育现状，积极做好再生育全程管理 [J]. 中国实用妇科与产科杂志，2020（1）：65-69.

[2] 吴尚纯 . 邱红燕 . 中国人工流产的现状与对策建议 [J]. 中国医学科学院报，2010，32（5）：479-482.

[3] 国家卫生健康委员会 . 中国卫生健康统计年鉴（2019）[M]. 北京：中国协和医科大学出版社，2019.

第4章 人工流产并发症

一、术中并发症

（一）人工流产出血

1. 症状 妊娠 10 周以内术中出血量＞ 200ml、妊娠 10～14 周术中出血＞ 300ml 视为人工流产出血；总体发生率＜ 0.4%。药物流产因流产过程慢、不全流产发生率高，术时出血量高于手术，研究显示人工流产平均出血量为（15.35 ± 5.23）ml，药物流产出血量为（54.25 ± 10.65）ml。

2. 病因

(1) 子宫收缩不良：妊娠周数较大者，而采取的负压吸引的吸管与妊娠天数不匹配，或者是负压过低，导致短时间内无法将患者宫腔内较大的及时取出，子宫无法及时有效的收缩；胚胎及胎儿附属物未完全吸刮出，可以导致子宫收缩不良；合并较大子宫肌瘤者，也会导致子宫收缩不良，造成出血。

(2) 多次人工流产、瘢痕子宫：或者绒毛有植入，吸宫过程中血窦开放，易造成出血。

(3) 合并血液系统疾病、凝血功能障碍的患者出血风险更高。

(4) 特殊类型的异位妊娠：如宫颈妊娠、子宫峡部妊娠及剖宫产瘢痕妊娠等。

(5) 子宫损伤：如子宫穿孔、宫颈裂伤等造成出血。

(6) 胎盘位置异常：如胎盘位于宫角部、胎盘覆盖宫颈内口等。

3. 临床表现 负压瓶中有多量血液，宫颈口有持续性、活动性出血，甚至呈喷射状，患者头晕、心悸、面色苍白、心率增快、血压下降；如阴道出血与症状、体征不相符，要警惕子宫损伤导致腹腔内出血或阔韧带血肿。

4. 预防 术前认真核对患者的病情，识别高危患者，术前做好相应的出血预案，术时压力不宜过低，吸管大小应当与孕囊相匹配。

5. 预后 经积极治疗后，大多数预后良好。极个别患者有切除子宫风险。

（二）人工流产综合征

1. 定义 实施人工流产手术时，患者突然出现心动过缓、心律不齐、血压下降、面色苍白、出汗、头晕、胸闷，严重时出现晕厥抽搐等症状和体征，称为人工流产综合征，发生率为 12%～13%。随着麻醉镇痛技术的普及，人工流产综合征发生率明显降低。

2. **病因** 由于手术对宫颈的牵拉，以及对宫颈、宫壁刺激引起的迷走神经兴奋，造成心血管系统产生一系列反应及脑供血不足；也同心理因素有很大关系，是神经、精神综合作用的结果。在无镇痛条件下行人工流产时更易发生。

3. **高危人群**

(1) 初孕妇女和有剖宫产史妇女。

(2) 负压吸引术发生率大于钳夹术，特别是负压过高时，因为吸宫术时宫腔内容物排出迅速，子宫一过性痉挛性收缩，同时吸头带有负压，对宫壁局部刺激较强，又具有牵拉作用，因此，神经反射较强。

(3) 情绪过度紧张的孕妇。

4. **临床表现** 可发生在人工流产术中或术后数小时内。实施人工流产时，患者突然出现出汗、头晕、胸闷等一系列症状；术中心动过缓或心律不齐为标志性特征，随着心率下降，血压也有不同程度的下降。随着刺激反应的继续，患者将会出现全身综合反应，首先是口唇周围出汗、面色苍白，继而四肢厥冷、头昏、胸闷、恶心、呕吐，个别还会出现烦躁不安，严重时可发生晕厥抽搐。心搏骤停尚无报道。

5. **预防** 术前对患者进行宣教，解除思想顾虑，对于宫颈过紧者可给予宫颈预处理，手术轻柔；发生人工流产综合征时暂停手术，及时给予药物治疗，均可恢复。

（三）子宫穿孔

1. **概述** 人工流产术中发生子宫穿孔的概率差别很大，总体发生率比较低，为 0.05%～0.88%，国外 0.09%～0.2%。也有文献报道，发生率可达 2.17%～5.33%；其中哺乳期子宫占 32.6%，子宫畸形占 5.5%。

2. **病因**

(1) 由于人工流产的手术操作通常是凭借内诊情况及经验进行，而不是在直视下进行的，即使是可视器械辅助时仍然不能全程直视下操作。

(2) 子宫颈、子宫腔形态异常、子宫质地过软、子宫过度倾屈、多次流产史、瘢痕子宫等。手术医生操作不规范，手术经验不足。

3. **高危人群** 子宫内口过紧，未做预处理；子宫位置过度前、后倾屈；生殖道畸形，如双子宫、双角单宫、子宫纵隔等；长期口服甾体激素避孕药、哺乳期女性；瘢痕子宫肌层愈合不良，子宫肌层变薄者在子宫穿孔中占较高比例（1/5）。

4. **临床表现** 分为单纯性和复杂性穿孔。

(1) 单纯性子宫穿孔：可能无症状或轻度的腹痛伴或不伴有恶心呕吐等不适，术者有突然的"无底感、落空感"，手术器械进入宫腔的深度超过探测深度，或与孕周不相符。

(2) 复杂性穿孔：可表现为下腹部剧烈疼痛，部位较明确；伴有腹腔内出血时，腹部压痛反跳痛肌紧张阳性。伴有肠管损伤时，除腹痛外还有进行性腹胀、肠梗阻、肠穿孔等相应症状。肌壁间血肿、阔韧带血肿时患者出现失血表现，阴道出血无增多，腹腔内游离液不可见；术者吸宫时感到空荡而滑，吸不出组织物，或者吸出或钳夹出异常组织物，如脂肪、肠壁、输卵管、卵巢等。复杂性子宫穿孔合并内出血、感染、脏器损伤，诊断不及时或处理不当可危及生命。

5. 预后　轻症者（单纯性穿孔）保守治疗均可取得良好的临床治疗效果。重症者(复杂性穿孔)及时开腹或经腹腔镜进行相应治疗，治疗及时、处理得当预后良好。否则可能造成器官损伤甚至危及生命。

（四）人工流产漏吸（人工流产失败）

1. 概述　确定为宫内妊娠，但术时未能负压吸引到胚胎或绒毛组织，或只吸到部分蜕膜组织及少许绒毛组织，导致胚胎停止发育或继续发育，需再次手术终止妊娠。其发病率报道不一，有研究报道 6154 例人工流产中，其中漏吸 27 例（占 0.43%）。

2. 病因

(1) 孕囊过小（＜2cm）：常见于月经周期不规律患者，胎囊小于停经的孕周，术前未做超声检查，或术前未进行核对、未重视。

(2) 子宫畸形：双子宫、子宫纵隔、双角子宫等，术前未发现畸形，或未了解妊娠囊的情况，即可出现漏吸。

(3) 子宫位置异常：过度倾屈，给手术带来一定的难度，导致术中吸管未能达到胎囊处，造成漏吸。

(4) 着床位置异常：胎囊着床于宫角部，特别是位于宫角并向子宫外生长。

(5) 术者的经验不足及责任心不强：术后未能认真检查胚胎组织与实际孕周是否符合。

3. 临床表现　人工流产后仍有早孕反应，子宫继续增大，阴道出血或有或无，尿人绒毛膜促性腺激素（human chorionic gonadotropin, hCG）持续阳性；超声宫内妊娠囊与停经时间相符，或胎停育。

4. 高危因素　子宫过度屈曲、宫角妊娠、峡部妊娠、子宫畸形（如纵隔子宫、双角子宫、弓形子宫等）等。

5. 预防　术前认真核对停经时间与胎囊大小、位置，术中仔细检查胎囊绒毛是否相符，必要时应行超声监测下手术。

（五）人工流产吸空

1. 概述　将未妊娠、异位妊娠、滋养细胞疾病诊断为宫内妊娠而误做人工流产手术。1996年发病率报道为1.2%，近年来随医疗诊断技术水平的提高，早孕误诊率极低，吸空十分罕见。

2. 病因　月经紊乱、子宫肌瘤、子宫肥大等，术前未行妊娠试验检测，未行超声检查或超声将假孕囊误判为孕囊。异位妊娠早期可能附件区域未见包块影像，宫腔内可见假孕囊出现，容易误诊为宫内孕。

3. 表现　手术时吸出宫腔内组织中未见妊娠物。

4. 高危人群　子宫肌瘤、子宫增大、月经周期不规律、周期延长者、异位妊娠者。

5. 预防　术前完善相关检查化验，术前认真核对，确认为宫内妊娠再手术；术中如未见典型绒毛组织，必须行病理检查；若确定妊娠而未见绒毛组织应警惕异位妊娠；非妊娠疾病根据疾病良恶性预后不同。

（六）羊水栓塞

1. 概述　早期人工流产很少发生羊水栓塞，多发生在钳夹术时，发病率为1/80000～1/8000。

2. 病因　羊水栓塞是由于羊水物质进入母体血液循环引起肺栓塞、休克、弥散性血管内凝血（disseminated intravascular coagulation，DIC）、多脏器功能衰竭等一系列严重症状的综合征。羊水栓塞确切发病机制尚不完全明确，有学者认为可能是一种无抗体参加的过敏样反应。在短时间内发生低氧血症、肺动脉高压、心脏排出量锐减，甚至诱发急性肺水肿、休克、呼吸功能衰竭或DIC，严重者可致心搏骤停。

3. 临床表现　孕早、中期羊水栓塞临床表现轻，发冷、寒战，继而胸闷、憋气，伴有刺激性呛咳等不适，心率加速、血压下降、凝血功能异常等；少数凶险病例，表现为呼吸困难、发绀、烦躁不安，严重时发生抽搐、昏迷。查体双肺呼吸音低，可闻及湿啰音、肺动脉高压、休克、凝血功能障碍、全身明显出血倾向、阴道持续出血，后期会出现多脏器功能衰竭等。

4. 高危因素　高龄、胎死宫内/稽留流产、胎盘前置状态等。

5. 预防和预后　在大月份钳夹前应做好宫颈的预处理，可以放置宫颈扩张棒、尿管或使用药物等方法。术时应先破膜，羊水流净后再应用宫缩药及手术。由于孕早期抗原物质相对较少，与孕晚期羊水栓塞相比，羊水栓塞发生概率低，症状轻，很少发生DIC，一般预后较好，但亦有少数病例相当凶险，有的病例甚至尚未来得及抢救即猝死。

（七）药物不良反应

药物流产时可能发生药物不良反应。

1. 米非司酮 部分女性服药后，有轻度恶心、呕吐、眩晕、乏力、下腹痛、肛门坠胀感、阴道出血等，个别妇女可出现皮疹。严重不良反应包括严重心律不齐、肢体抽搐、眼外肌麻痹且遗留视力下降后遗症和精神狂躁、过敏性休克等。米非司酮致过敏性休克较为罕见。

2. 前列腺素类药物 不良反应有轻度恶心、呕吐、眩晕、乏力和下腹痛，极个别可出现潮红，发热及手掌瘙痒，甚至过敏性休克。一项 Meta 研究显示米索前列醇致过敏性休克发生率为 0.06%，发生时间为用药后 1～60min，平均 18.5min。

3. 药物不良反应 总体发生率为 15.19%，绝大多数都是一过性症状，不需要特殊处理或对症即可。因流产药物可致罕见的致死性不良反应（过敏性休克和失血性休克）等，所以必须在有抢救条件的医院（或医疗机构）进行。

二、术后近期并发症

（一）不全流产（宫腔残留）

1. 类型

(1) 人工流产不全：人工流产后有部分胚胎或绒毛组织残留宫腔；是人工流产最常见的并发症之一；有文献报道人工流产不全发生率为 0.72%～1.69%。

(2) 药流不全：用药后胎囊自然排出，由于胎囊（包括蜕膜）残留出血过多或时间过长至转经前而实行刮宫术者，其病理检查提示绒毛组织，药流不全发生率为 1.25%。

(3) 药流失败：用药 1 周后随访，未见胎囊排出，经超声检查提示胚胎继续发育或停止发育，为药流失败。药流失败发生率为 6.25%～23.01%，主要与孕周等相关。

2. 病因及高危因素

(1) 妊娠月份 > 10 周，胚胎组织较多，选择的吸管较小。

(2) 有多次宫腔操作史：子宫内膜损伤或发育异常，发生绒毛植入性疾病，易造成绒毛残留。

(3) 子宫过度倾屈：手术器械不能完全到达孕囊位置，造成部分残留。

(4) 胎囊过小：容易导致吸宫不全或漏吸。

(5) 子宫畸形或胎囊着床位置异常：孕囊位于一侧宫腔、宫角、峡部等异常部位时，容易导致胚囊残留。

(6) 术者未认真核对吸出的组织物与超声或停经时间是否相符。

(7) 术者技术不熟练。

3. **临床表现及诊断** 术后阴道出血持续时间长，量或多或少，或有组织物排出，可伴有下腹、腰骶部坠胀等不适。检查发现血 hCG 下降缓慢，超声显示宫腔内有异常回声伴 / 不伴有血流信号。

4. **预后** 人工流产不全及时诊断、治疗，多数患者预后良好；增加宫腔操作可能会增加子宫内膜损伤。部分患者采用中西医保守治疗，可以得到较好的效果。

药流失败多需要负压吸引术或钳夹术等手术终止妊娠。药流不全可根据残留组织物的多少、位置、出血量多少、血 hCG 下降情况、感染因素等选择刮宫手术或保守治疗。

（二）急性盆腔炎性疾病

1. **概述** 人工流产 2 周内出现生殖器官炎症，多表现为子宫内膜炎、输卵管炎、输卵管卵巢脓肿、盆腔腹膜炎，严重者可出现败血症、感染、中毒性休克、DIC 等。有研究显示人工流产后感染发病率为 1.02%～1.72%。而药物流产过程中急性盆腔炎性疾病发生率较高。

2. **病因**

(1) 药物流产术后，由于流血时间相对较长，淋漓不尽，部分患者对药流不重视，缺乏足够休息，也增加了感染的机会。以子宫内膜炎最常见。炎症未及时治疗，可继发盆腔结缔组织炎、急性盆腔炎及弥漫性腹膜炎、血栓性静脉炎等。

(2) 人工流产时无菌操作不严，病原体上行感染。

(3) 术前生殖道炎症未治疗或未治愈，手术造成上行感染。

(4) 子宫内膜、宫颈内膜受到损伤，手术使原本的宫颈黏液栓消失，使病原体易侵入宫腔，发生感染。

(5) 人工流产手术室、医疗器械消毒不彻底、操作流程不规范是造成医源性感染的重要原因。医源性感染也是重要原因之一，在一项人工流产感染的研究中发现医务人员操作不当占 48.17%，环境因素占 18.85%，医疗器械消毒不当占 16.23%，医疗废物处理不当占 12.57%。

(6) 人工流产后短时间内同房、盆浴或阴道内冲洗等，易增加感染风险。

3. **临床表现**

(1) 症状：分泌物增多有异味，小腹坠胀疼痛，逐渐加重，出现腹痛腹胀、肛门坠胀、发热等，严重时可突发寒战、高热、面色苍白、四肢厥冷、表情淡漠，甚至抽搐、昏迷。

(2) 检查：下腹部有压痛、反跳痛及肌紧张、宫颈举痛阳性、宫体及宫旁组织有压痛。血常规检查白细胞总数增高伴中性粒细胞增高，宫颈分泌物培养有致病菌；

严重时发生败血症、感染中毒性休克、心肺功能不全和肝肾等多器官衰竭的可能。

(3) 高危因素：药物流产出血时间长，发生感染率高于人工流产；多次人工流产；术前有阴道炎、宫颈炎、慢性盆腔炎未治疗；不全流产阴道出血时间长等。

(4) 预防和预后：术前严格排除生殖道感染，有感染者治愈后再手术。人工流产手术前给予抗生素预防感染。术后发生感染应积极、有效、广谱抗生素治疗，避免形成慢性盆腔炎。部分患者因感染导致宫腔粘连、盆腔粘连、输卵管梗阻，造成继发不孕。

（三）宫腔粘连、宫颈粘连

1. 概述　宫腔粘连、宫颈粘连是人工流产后较常见的近期并发症，发病率报道差别较大，在一项对 4800 例人工流产后的随访显示，宫腔粘连发生率为 0.79%，宫颈粘连发生率为 0.85%。

2. 病因

(1) 手术过程中操作的过于粗暴，过于用力扩宫或者器械的反复操作，吸宫时间长，很容易致使子宫的内膜基底层受到损伤。由于子宫内膜基底层损伤使肌层外露，肌层与损伤碎片的相互接触，再加上损伤碎片的特点，都为宫腔粘连的发生提供了相互融合的条件。如果吸管在进出子宫颈时带有负压，很容易损伤到宫颈表面的黏膜，导致宫颈粘连。

(2) 术后阴道出血时间长继发感染等也增加宫腔、宫颈粘连的发生风险。

(3) 进行人工流产手术时细菌易进入宫腔，致使宫腔感染从而形成宫腔粘连。

3. 临床表现　宫腔粘连患者在人工流产后出现月经量显著减少、闭经、继发不孕等；最常见的就诊原因为月经改变；宫颈粘连常有闭经或仅有少量月经来潮，同时有周期性下腹痛伴肛门下坠感和腰痛、宫腔积血、不孕等。

4. 高危人群

(1) 短时间内多次人工流产史、清宫不全需二次清宫、不全流产等。

(2) 生殖道炎症未治愈者。

(3) 子宫解剖位置特殊，如过度前屈、后屈，手术难度大及手术时间长。

(4) 孕周＜ 6 周的人工流产手术，由于雌激素水平低、宫颈弹性差、宫颈扩张困难，易损伤宫颈，且子宫内膜薄，反复搔刮也可能造成粘连。

5. 预防和预后　手术前筛查生殖道高危人群，必要时做好术前宫颈准备，手术时操作轻柔，避免暴力扩张宫颈，避免带负压进出宫颈，宫腔吸引避免负压过大，避免不必要的、反复宫腔操作。大多数轻度宫腔粘连患者可恢复，极少数患者需经数次手术分离粘连方可恢复。重度粘连者可能永久失去生育功能。绝大多数宫颈粘连的患者经宫颈扩张棒扩宫后可流出陈旧性血液，月经可恢复正常。

（四）术后阴道出血时间延长

1. **概述**　人工流产后阴道出血一般持续 2 周，短者 2～5 天，长者达 30 天。一般认为 20.89% 药物流产后阴道出血时间长于手术流产。超过 15 天被认为是术后阴道出血时间延长。

2. **病因**　妊娠蜕膜或滋养叶组织残留；凝血块在宫腔积存；宫腔内感染或残留组织感染；子宫收缩或复旧不良；凝血功能障碍；个体差异 [年龄、孕次、产次、剖宫产史、子宫位置异常（如子宫过度倾屈位、畸形子宫等）] 等。

3. **处理**　针对病因治疗，如不全流产需要刮宫，应在术后给予子宫收缩药和抗生素治疗；采取药物治疗，应注意感染、贫血等情况。若宫腔无残留，也应给予抗生素、止血药和酌情用子宫收缩药。动态检测血 hCG 变化。

三、远期并发症

（一）慢性盆腔炎性疾病

1. **概述**　盆腔炎症涉及子宫、输卵管、卵巢、盆腔腹膜，可能是局部，也可能是几个部位同时存在，多数是急性炎症治疗不及时或不彻底，病情迁延所致。有时可有急性或亚急性发作。

2. **病因**　同急性炎症。

3. **临床表现**　慢性盆腔痛，即下腹部一侧或双侧隐痛，下腹部坠胀感，大便时牵拉痛，宫体及宫旁组织有压痛，可扪及附件包块或增厚；腰骶部疼痛，即腰骶部酸痛，经期加重。月经改变及白带异常，月经量多或经期延长，白带增多等。继发不孕。

4. **预防和预后**　见急性炎症部分，慢性盆腔炎、盆腔粘连、输卵管炎是造成异位妊娠主要原因；慢性盆腔炎性疾病是人工流产后继发不孕的重要因素，严重影响生育能力。

（二）月经不调、闭经

1. **概述**　人工流产后月经恢复时间因人而异，与妊娠时间、流产方式有关；平均恢复月经时间为 33.8 天（13～113 天）。国内张党生等报道 89 名患者术后排卵时间，其中手术流产为 16～50 天，药物流产后 8～36 天（平均 20 天）。对某医院 5 年内 2586 例人工流产患者的研究显示，术后闭经发生率为 1.4%。

2. **病因**

(1) 人工流产影响下丘脑 - 垂体 - 卵巢轴的调节功能，引起闭经、月经紊乱、月经过多过少、周期缩短或延长等。

(2) 人工流产不全 / 宫腔残留：宫腔内残留蜕膜及绒毛组织，可导致持续性阴道出血，无正常月经来潮。

(3) 宫颈宫腔粘连：人工流产造成子宫内膜及宫颈管损伤导致宫颈宫腔粘连者表现为月经量较前明显减少，严重者出现闭经。

(4) 人工流产后再次妊娠：人工流产后平均 22 天恢复排卵，若未避孕，可在月经来潮前再次妊娠。

(5) 妊娠滋养细胞疾病：术后继发妊娠滋养细胞疾病造成术后阴道持续出血或无月经来潮。

(6) 异位妊娠。

(7) 合并某些内分泌疾病，如多囊卵巢综合征、甲减、高泌乳素血症等。

3. 临床表现　人工流产后月经周期改变，周期延长、缩短；月经量减少，或增多；经期缩短或点滴出血；或伴有痛经；或闭经。

4. 高危人群　反复多次人工流产，合并某些内分泌疾病。宫腔残留 / 宫颈宫腔粘连高危人群同上。

5. 预后　若无基础疾病，经积极治疗后大多数人可恢复正常月经。月经不调导致不孕，无正常排卵增加子宫内膜病变的风险。若为人工流产不全、再次妊娠、粘连、妊娠滋养细胞疾病，则需进一步药物或手术治疗。

（三）子宫内膜异位症

1. 概述　主要表现为人工流产后出现进行性加重的痛经，经期不适、腹胀腹坠，大小便不适；盆腔检查可以发现子宫增大，后倾固定，子宫后壁、宫骶韧带、直肠窝有触痛结节；发病率不清；但在人工流产后继发不孕的患者中，子宫内膜异位症发病率比较高，并且与人工流产数呈正相关。

2. 病因

(1) 负压吸引人工流产时，负压过高，使子宫内膜组织碎片和血液经输卵管逆流入腹腔引起盆腔子宫内膜异位症。

(2) 孕周大出血多，使用缩宫素，使宫内压更高，当超过了输卵管关闭压，即可导致子宫内膜逆流入腹腔。

3. 高危人群　多次人工流产者。

4. 预后和预防　进行性加重的痛经，月经异常，小腹坠胀，大小便不适，是人工流产后继发不孕的主要因素，严重时需手术。预防应尽量避免人工流产，吸宫时正确使用负压等。

（四）继发不孕

1. 概述　人工流产继发不孕是指人工流产后未避孕 1 年未受孕者。人工流后继发不孕占不孕症的 19.4%。黄丽云等对 2530 例人工流产后继发不孕的患者研究，有人工流产史的占 60.1%。输卵管堵塞、子宫内膜异位症与人工流产次数呈正相关；人工流产后继发不孕原因中输卵管因素为 36.67%，月经不调为 20.14%，盆腔炎为 25.91%、子宫内膜异位症发生率为 16.05%，宫腔粘连为 0.41%。发病率为 1.94%～5.3%。

2. 病因

(1) 感染：炎症所致输卵管堵塞、部分粘连、蠕动功能下降或消失、输卵管周围粘连、伞端闭合、宫腔宫颈粘连等。在一项人工流产后继发不孕的研究显示，输卵管梗阻与人工流产次数的关系为 1 次人工流产后输卵管梗阻率为 25.5%，2～3 次人工流产后输卵管梗阻率为 34.5%；4～5 次人工流产后输卵管梗阻率为 50%；人工流产后继发不孕中慢性盆腔炎占 32.4%。

(2) 子宫内膜异位症：在人工流产后继发不孕中，2～3 次以上人工流产者，子宫内膜异位症发生率为 30%～40%。

(3) 月经紊乱：人工流产后下丘脑 - 垂体 - 卵巢轴异常，导致排卵障碍。

(4) 免疫因素：人工流产后，子宫内膜碎片经输卵管流入腹腔，也可通过巨噬细胞的吞噬和腹膜的直接吸收，使机体致敏产生抗体引起。

3. 高危人群

(1) 多次反复人工流产、清宫不全需二次清宫、不全流产。

(2) 子宫内膜炎、慢性宫颈炎与阴道炎等。

(3) 子宫过度倾屈，手术难度大及手术时间增加。

(4) < 6 周的人工流产手术，由于雌激素水平低、宫颈弹性差、宫颈扩张困难，易损伤宫颈，且子宫内膜薄，反复搔刮也可能造成粘连。

(5) 药物流产，阴道出血时间长。

（五）再次妊娠分娩并发症

1. 概述　在多项大样本的研究中显示，人工流产后再妊娠分娩的孕妇，发生前置胎盘、胎盘粘连、胎盘残留、胎盘植入、产后出血等并发症显著高于对照组，人工流产次数与前置胎盘、胎盘粘连、胎盘植入的发生率呈正相关。其中胎盘粘连的发生率较前置胎盘和胎盘植入的发生率高。胎盘异常导致产后出血率升高，产后出血的总发生率为 66.13%。

2. 发病率　一项对 4628 名孕妇的调查显示，人工流产 0 次、1 次、2 次、3 次及以上的孕妇胎盘异常的发生率分别为 2.9%、7.4%、10.8%、32.0%。

3. 病因　人工流产对子宫内膜的损伤（如涉及基底层），特别是负压吸引压力过高者，再次妊娠时胚胎绒毛可直接植入蜕膜底层，甚至子宫肌层，易造成胎盘粘连或胎盘植入。若人工流产后并发感染或残留，则胎盘异常风险更高。

4. 预防　合理避孕，避免不必要的人工流产。严格遵守手术无菌原则，加强宣教，避免术后感染或短期内再次发生非意愿妊娠。研究显示人工流产后半年内再次妊娠，胎盘粘连的风险随着再次妊娠间隔时间的缩短而增加。若人工流产后需再次妊娠，建议间隔半年以上。

（六）药物流产与手术流产远期并发症对比

药物流产完全时，不需宫腔操作，避免手术操作对子宫内膜的损伤，减少宫腔操作。与手术流产相比，其不良反应小，操作简单等优势。研究显示，手术流产术后月经复潮时间、并发症发生率（如感染、发热、腹痛、宫颈宫腔粘连等）均高于同期药物流产；手术流产术后子宫内膜厚度低于药物流产；术后卵巢功能两者无明显差异；但输卵管梗阻率药物流产稍高于手术流产，可能与药物流产后出血时间长，感染风险增加有关。

（林　青　姜　昊）

参 考 文 献

[1] 王巧丽，阮金南. 比较无痛流产与药物流产的临床效果 [J]. 世界最新医学信息文摘（连续型电子期刊），2020，20（64）：347-348.

[2] 霍文玲，朱庆军，王翠萍，等. 人工流产术中出血临床分析 [J]. 中国妇幼保健，2014，29（32）：5283-5284.

[3] 龚燕. 人工流产术中出血问题的临床探讨 [J]. 医药前沿，2015，（8）：369-369，370.

[4] 孙宜梅. 人工流产术中易出血患者的病因分析和防治体会 [J]. 中国实用医药，2009，4（35）：73-74.

[5] 马丽霞，张建华. 利多卡因表面麻醉预防人工流产综合征 86 例对比观察 [J]. 陕西医学杂志，2013，42（1）：120-121.

[6] 张玉贵. 人流心脑综合征 500 例观察分析 [J]. 井冈山医专学报，2002，9（5）：27-28.

[7] 张蕊. 人工流产综合征防治探讨 [J]. 疾病监测与控制，2009，（12）：744.

[8] 庄红英. 人工流产致子宫穿孔的临床分析 [J]. 实用妇科内分泌电子杂志，2019，6（23）：115，172.

[9] 何湘萍. 人工流产致子宫穿孔 18 例分析 [J]. 中国民康医学，2013，25（20）：52-52.

[10] 林文文. 无痛人工流产致子宫穿孔 30 例分析 [J]. 中国实用医药，2013，8（1）：51.

[11] 陈秀英，张士表，刘海燕，等. 无痛人工流产术子宫穿孔 32 例回顾性分析 [J]. 医学信息，2013（7）：162-163.

[12] 陆美. 人工流产致子宫穿孔的相关因素分析 [J]. 医学信息（中旬刊），2011，24（8）：3664-3665.

[13] 尹辉. 人工流产漏吸 27 例分析 [J]. 中国农村医学杂志，2007，5（2）：19.

[14] 宋金荣. 人工流产漏吸 34 例原因分析 [J]. 临床误诊误治，2008，21（9）：57.

[15] 倪广芝. 人工流产术人流不全及漏吸常见原因诊断及处理措施 [J]. 中国社区医师，2015，

（9）：40–40，42.

[16] 张彬．人工流产漏吸 38 例临床分析 [J].陕西医学杂志，2005，34（4）：511–512.

[17] 孟宪凤，黄伟华，刘秀兰等．人工流产术 11 例吸空分析 [J].滨州医学院学报，1996：267–268.

[18] 陈建，刘逸萍．人工流产空吸误诊 36 例分析 [J].中国误诊学杂志，2001，1（7）：1031–1032.

[19] 徐刚，蔡玲．无痛人工流产术中发生羊水栓塞 1 例抢救体会 [J].现代医药卫生，2013，29（4）：639–640.

[20] 邹燕，李幼平，雷贞武，吕琳，蒋胜，李茜．米非司酮配伍米索前列醇行药物流产的安全性评价 [J].中华妇产科杂志，2004，39（1）：39–42.

[21] 余文洁，张晓萍，莫潘艳，等．人流不全的原因与临床处理分析 [J].现代医院，2014，14（1）：62–64.

[22] 梁安兰，潘建丽．米非司酮与米索前列醇对不同孕周流产效果及不良反应分析 [J].北方药学，2020，17（1）：166–167.

[23] 胡春香．人工流产术流产不全常见问题及其处理 [J].中国现代药物应用，2012，06（15）：51–52.

[24] 赵喜霞，明立华．子宫过度倾屈人工流产 123 例临床体会策略 [J].健康必读，2018，（9）：246.

[25] 廖明华．不同方式人工流产术的临床分析 [J].求医问药（学术版），2012，10（5）：453.

[26] 冯月儿，林惠萍，梁中合．人工流产并发症的临床分析 [J].河北医学，2008，14（7）：854–856.

[27] 刘妙珍．药物与人工流产妇女术后感染率的比较 [J].中华医院感染学杂志，2013，23（21）：5223–5224.

[28] 朱丽娟．人工流产预防术后生殖道感染 456 例的措施分析 [J].中国社区医师（医学专业），2013，15（10）：134.

[29] 邹小杰．无痛人流术后并发症的防治 [J].中国社区医生，2015，31（7）：69–70.

[30] 胡学会．试析人工流产后宫腔粘连的治疗与预防措施 [J].中国当代医药，2019，16（18）：21.

[31] 张慧，刘丹．欣可聆注射液在妇科腹腔镜术后防粘连的临床应用 [J].药物与临床，2008，5（35）：30–51.

[32] 谢芳，伍彩雯，邓映辉，等．米索前列醇用于人工流产术前的临床观察 [J].中国医药导报，2007，4（33）：32.

[33] 李燕．无痛人工流产与普通人工流产远期并发症发生情况比较 [J].实用临床医药杂志，2012，16（5）：118.35.

[34] 刘晓明，杨睿．人工流产术后继发宫颈粘连 85 例分析 [J].中国煤炭工业医学杂志，2009，12（8）：1241–1241.

[35] 韩向阳，孙敬霞，韩燕燕．药物流产并发症的种类处理和预防 [J].中国实用妇科与产科杂志，2000，16（10）：590–592.

[36] 张党生，张莅芬．人工流产对今后生育的影响 [J].国外医学·计划生育分册，1987（4）：206–210.

[37] 曾华，陈志．人工流产术后闭经的临床特点分析 [J].重庆医科大学学报，2011，36（1）：

119–120.

[38] 黎艳芳，胡娅琴．人工流产术后闭经的原因分析 [J]. 中国当代医药，2012，19（11）：30–31.

[39] 黎俊伶．35 例人工流产术后闭经的临床分析 [J]. 健康之路，2013，12（3）：304–305.

[40] 黄璐，陈小燕，徐婉婉，等．人流不全危险因素的探讨 [J]. 浙江医学教育，2018，17（4）：60–62.

[41] 彭少芳，王文珊，李少芬，等．人流继发不孕与子宫内膜异位症关系分析．// 中华中医药学会．全国首届中医生殖医学学术研讨会论文集 [C]，2010：257–260.

[42] 曹泽毅．中华妇产科学 [M].2 版．北京：人民卫生出版社，2005：42–43.

[43] 王凤丽．人工流产后继发不孕症的原因分析 [J]. 中国当代医药，2011，18（19）：187–188.

[44] 肖中苏，谢建平．前置胎盘、胎盘粘连、胎盘植入与人工流产的关系 [J]. 实用预防医学，2007，14（6）：1831–1832.

[45] 程华．探讨胎盘粘连、前置胎盘、胎盘植入与人工流产的关系 [J]. 中外医疗，2013，32（12）：106–107.

[46] 王艳茹．米非司酮配伍前列腺素终止早期妊娠临床效果观察 [J]. 世界最新医学信息文摘，2020，20（3）：134–135.

[47] 钱赛，王宇容．早期妊娠不同终止方式对卵巢、输卵管、子宫内膜及再次受孕影响 [J]. 中国计划生育学杂志，2020，28（4）：606–610.

第5章 人工流产常见并发症的管理

一、不全流产

（一）预防

由于宫腔形态、胎囊着床部位、胎囊着床深度，以及手术方式的局限性等问题，不全流产是无法完全预防的。但通过采取一些措施可以降低其发生率。

1. 人工流产前进行详细的超声评估　主要是评估胎囊大小，以及胎囊附着部位，为手术提供有针对性的指导。

2. 负压吸引手术中　尽可能选择超声引导下手术或者宫腔直视下手术。

3. 负压吸引后　可以使用刮匙轻轻搔刮两侧宫角和宫底，以检查有无残留。

4. 负压吸引术后要检查　吸出的胎囊大小与术前超声提示的胎囊大小是否相符。

（二）治疗

对于不全流产的治疗目前尚无统一标准，包括保守治疗和手术治疗。

1. 保守治疗　保守治疗又包括期待治疗和药物治疗。为了规范不全流产保守治疗，中华医学会计划生育学分会于2019年颁布了《不全流产保守治疗的专家共识》。

(1) 期待治疗：对于妊娠组织残留时间较短（阴道出血时间≤14天），阴道出血量少、彩色超声监测宫腔残留物较小（直径<2.0cm）且无血流信号的患者可采取期待疗法，期待下次月经来潮时排出宫腔残留物。

(2) 药物治疗：药物治疗适应证包括妊娠物残留时间较短（阴道出血时间≤14天）；B超提示宫腔内存在不均质回声或稍强回声结构，伴或不伴血流信号，宫腔内残留组织直径较小（直径≤2.5cm）；血β-hCG水平较低。药物治疗禁忌证，包括阴道出血多于平时月经量；存在潜在感染风险；心、肝、肾等重要脏器功能损害，以及存在药物过敏或药物禁忌证；怀疑合并异位妊娠者；不能除外妊娠滋养细胞疾病者；不愿接受药物保守治疗的患者；没有随访条件者。

妊娠残留组织直径>2.5cm，血β-hCG水平较高时（>400U/L），药物治疗失败的可能性较大，应与患者充分沟通。

药物治疗主要包括前列腺素类药物、米非司酮及中药。前列腺素类药物包括：①米索前列醇，即在不全流产早期（人工流产后10～15天）给予米索前列醇治疗，早期应用效果优于晚期用药（人工流产后 16～21 天）。单独应用时，单剂量（米索前列醇 400μg，阴道给药 / 舌下给药或 600μg，口服）或重复剂量（米索前列醇 400μg，阴道给药 / 舌下给药，4h 重复 1 次，共 2 次），两者临床效果相当，但重复剂量容易引起腹泻，推荐单剂量。米索前列醇阴道给药的优势为避免口服药物引起的胃肠道反应，用于阴道出血较少者。另外，米索前列醇也可与缩宫素联合应用（米索前列醇 600μg，单次口服，联合缩宫素 10U，每日 1 次，连用 3 日）。②卡前列甲酯栓（卡孕），《不全流产保守治疗的专家共识》中推荐卡前列甲酯栓配伍米非司酮治疗不全流产，用法：米非司酮 25mg，口服，每日 2 次，连用 3 天，或米非司酮 200mg，顿服 1 次；第 3 或第 4 日阴道放置卡前列甲酯栓 0.5～1mg，卧床休息 2～3h，观察阴道出血、腹痛及其他相关不良反应情况。③米非司酮，2018 年 12 月 WHO 发布的《流产的医学管理指南》中不建议将米非司酮用于不全流产，但是国内外均有研究报道，米非司酮在不全流产治疗中取得了较好的效果。米非司酮联合米索前列醇，小剂量米非司酮 25～50mg，每日 1～2 次，连用 2～3 天，总剂量≤ 200mg，联合米索前列醇 600～800μg，单次口服；米非司酮联合缩宫素，米非司酮 25mg，每日 2 次，或者米非司酮 50mg，每日 1 次 + 缩宫素 10U，每日 1 次，连用 3 天；米非司酮与中药联用，米非司酮 25mg，每日 2 次，连用 3 天 + 五加生化胶囊 2.4g，每日 2 次，连用 14 天。④中药，五加生化胶囊 2.4g，每日 2 次，连用 14 天；桂枝茯苓胶囊 3 粒，每日 3 次，连用 14 天；新生化颗粒；益母草膏；辨证施治，自制汤药等。

(3) 保守治疗注意事项：①复诊。对于采取保守治疗患者，需要按时复诊，以便给予相应处理。②充分告知利弊。保守治疗不全流产的疗程长，治疗前应充分告知有阴道大出血、继发感染，以及治疗失败的可能，需密切随访。按患者要求可以随时转为手术治疗。③知情同意。米非司酮、米索前列醇和卡前列甲酯栓用于治疗不全流产属于超说明书用药，临床使用时要签署知情同意书。④使用前列腺素类药物时可能出现严重不良反应，如喉头水肿、过敏性休克、剧烈腹痛等，建议使用米索前列醇及卡前列甲酯栓时应该注意除外过敏体质；给药后留院观察 2～3h。⑤阴道流血情况。保守治疗期间除了定期进行超声监测宫腔内残留组织大小和血清 hCG 水平外，还需观察阴道出血、腹痛及药物过敏反应等情况，治疗后期注意月经复潮时间及月经量等情况。⑥改行手术治疗。若保守治疗过程中出现以下情况需改行手术治疗，包括阴道出血多于平时月经量；存在感染风险；药物治疗 2 周后血清 hCG 下降欠满意；月经来潮后彩色超声提示仍有宫腔残留病灶；药物过敏反应严重。

2. 手术治疗　有效率较高，但它是一种有创治疗方案，增加患者的痛苦及经济负担，并且可能会导致子宫内膜损伤、子宫穿孔、宫腔粘连、感染甚至继发不孕等并发症的发生。条件允许的话，尽量选择宫腔镜下手术，宫腔镜可以精准、有效地去除宫腔内残留组织，避免损伤正常子宫内膜，同时对宫腔形态，以及是否存在宫腔粘连等做出判断。但需注意，在出血量大，以及合并宫腔感染时，需尽量避免进行宫腔镜手术。

二、子宫动静脉瘘

（一）预防

对于子宫动静脉瘘，由于其病因不明确，故目前尚无预防方案。有一种学说认为子宫动静脉瘘是因为子宫受到创伤后，创伤的动脉分支与肌层静脉之间形成多个小的动静脉通路。基于这种学说，我们推测减少对子宫的创伤，可预防子宫动静脉瘘的发生，对于人工流产手术来说，就是尽量减少负压吸引的压力、负压吸引的次数，以及不必要的宫腔搔刮。

（二）治疗

子宫动静脉瘘的治疗尚无临床指南可参考，在临床实践中可根据患者的症状、体征、生育要求，病变处血流动力学表现等进行综合评估，制定个体化治疗方案。

1. 保守治疗　患者无明显阴道出血仅超声发现子宫动静脉瘘，或少量阴道出血但是超声提示病变部位血流动力学稳定时，可以予以保守治疗。保守治疗前需充分告知患者子宫动静脉瘘有随时大出血的风险，治疗过程中需密切监测病情变化，定期复查超声，随着病情变化调整治疗方案。保守治疗包括期待治疗和药物治疗。药物治疗可选用雌孕激素、麦角新碱、达那唑、口服避孕药、促性腺激素释放激素激动药等。

2. 手术治疗

(1) 局部压迫治疗：局部压迫治疗主要是应用纱布宫腔填塞或球囊压迫，在大量出血的紧急情况下使用，可达到控制出血的目的。

(2) 子宫动脉栓塞：该治疗方法高效、安全，但是有些患者可能需要重复栓塞。贫血或子宫血流动力学不稳定的患者可选择子宫动脉栓塞术治疗。子宫动脉栓塞可以准确阻断出血部位血管，并且可以保留子宫及其功能。子宫动脉栓塞存在一定不良反应及风险，如发热、腹痛、感染、宫腔粘连、异位栓塞等。

(3) 病灶切除：对于年轻、需要保留生育功能的女性而言，当保守治疗无效时，又不具备子宫动脉栓塞的条件或有栓塞禁忌证，可以考虑行病灶切除术。可行宫腔镜/腹腔镜子宫动静脉瘘病灶切除术。

(4) 子宫切除术：对于无生育要求，反复子宫出血，保守或栓塞治疗失败，随访难度大的患者可行子宫切除术。

（韦晓昱　于晓兰）

三、人工流产术后生殖道感染

生殖道感染是人工流产手术的主要并发症之一，手术流产次数越多，生殖道感染等问题的发生率也相应增加。即使术前和术中进行充分消毒能减少术后的感染，但手术部位的感染也无法完全避免。在未接受预防性抗生素治疗的患者中，人工流产后子宫内膜炎的发生率为5%～20%。

随着大家的重视，以及规范化抗生素预防性治疗，虽然人工流产后感染的发生率并不高，国内文献报道为0.1%～4%，但是人工流产后感染可能导致严重的后遗症，包括宫腔宫颈粘连、输卵管梗阻性不孕及慢性盆腔痛等，影响再次妊娠结局（如异位妊娠、自然流产、早产及胎盘异常），破坏女性生育能力，严重影响妇女身心健康。所以我们依旧需要重视人工流产后的感染问题。

（一）诊断

根据感染的严重程度及感染的范围，人工流产后感染临床表现各异，一般出现在手术后2周内，常见症状有发热、下腹痛、阴道分泌物增加、分泌物混浊或呈脓性状。妇科检查子宫及附件压痛、宫颈举痛、阴道或宫颈异常分泌物，有时伴有盆腔炎性包块。实验室检查白细胞总数增高。依据2周内有人工流产手术史，合并有生殖道感染的症状、体征，以及实验室检查即可诊断人工流产后感染，诊断标准可参考中华医学会妇产科学分会感染性疾病协作组发布的盆腔炎症性疾病诊治规范。

（二）主要病原体

人工流产手术引发的生殖道感染主要为上生殖道感染，表现为盆腔炎性疾病（pelvic inflammatory disease，PID）。2015年美国疾病控制与预防中心（CDC）性传播疾病诊治规范中指出，PID的主要病原体是沙眼衣原体和淋病奈瑟球菌。需氧菌、厌氧菌和支原体等也参与PID的发生。大量证据表明，10%～35%宫颈沙眼衣原体感染的患者在人工流产后发生子宫内膜炎，而无宫颈感染的患者的感染发生率仅为2%～10%。我国关于PID的主要病原体的研究文献较少，人工流产后PID的致病菌研究数据缺乏，有限的数据显示我国住院治疗的PID的最常见的致病菌是大肠埃希菌和表皮葡萄球菌。

（三）治疗

人工流产后一旦发生感染，治疗原则以抗生素治疗为主，必要时行手术治疗。治疗主要针对病原体进行治疗，积极做病原学检查和药物敏感试验来选择抗生素，在结果尚未得出以前，由于人工流产后感染多为混合感染，根据经验选择广谱抗生素覆盖可能的病原体，包括淋病奈瑟球菌、沙眼衣原体、支原体、厌氧菌和需氧菌等，使药物发挥协同作用而提高疗效，降低毒性反应，减少耐药的发生。淋病奈瑟球菌感染首选头孢菌素类药物治疗；沙眼衣原体及支原体首选大环内酯类或四环素类药物治疗。

有效抗生素治疗同时检查宫腔内有无残留组织物，如果感染合并有宫腔内组织残留，应在抗生素控制感染的同时行清宫手术。

抗生素根据疾病的严重程度来选择静脉给药或非静脉给药，以及是否需要住院治疗。以下情况可以考虑住院治疗，包括不除外需急诊手术者、输卵管卵巢脓肿者、眩晕、呕吐、高热、依从性差、药物耐受性差者。抗生素治疗至少持续 14 天。

1. 非静脉给药包括两种方案

(1) β- 内酰胺类抗生素：即头孢曲松 250mg，肌内注射，单次给药；或头孢西丁 2g，肌内注射，单次给药。之后，改为其他二代或三代头孢菌素类药物，如头孢唑肟、头孢噻肟等，口服给药，至少 14 天。如所选药物不覆盖厌氧菌，需加用硝基咪唑类药物，如甲硝唑 0.4g，口服，每日 2 次。为治疗非典型病原微生物，需加用多西环素 0.1g，口服，每日 2 次（或米诺环素 0.1g，口服，每日 2 次），至少 14 天；或阿奇霉素 0.5g，口服，每日 1 次，1～2 天后改为 0.25g，每日 1 次，共 5～7 天。

(2) 喹诺酮类抗生素：氧氟沙星，0.4g，口服，每日 2 次，或左氧氟沙星 0.5g，口服，每日 1 次，加用甲硝唑 0.4g，口服，每日 2 次；或莫西沙星 0.4g，口服，每日 1 次。

2. 静脉给药方案有 4 种　分别为以 β- 内酰胺类抗生素为主、以喹诺酮类抗生素为主、以 β- 内酰胺类＋酶抑制药类联合抗生素为主，以及克林霉素＋庆大霉素治疗。静脉给药治疗者应在临床症状改善后继续静脉给药至少 24h，然后转为口服药物治疗，总治疗时间至少持续 14 天。

对于药物治疗的 PID 患者，应在 72h 内随诊，明确有无临床情况的改善，如退热、腹部压痛或反跳痛减轻、子宫及附件压痛减轻、子宫颈举痛减轻等。如果未见好转则建议进一步检查并调整治疗方案。

如果在治疗中出现以下情况，应及时考虑手术治疗，包括药物治疗无效、药物治疗 48～72h 体温持续不降、感染中毒症状未改善或炎性包块增大；盆腔脓肿破裂，出现明显腹膜炎体征。手术包括 B 超引导下脓肿穿刺引流术、病灶去除术、附件切除术等。手术范围应根据病变范围、患者年龄、一般状况等全面考虑。原则应以切除病灶为主。

具体可以参考盆腔炎症性疾病诊治规范（2019 修订版）。

（四）预防

首先，下生殖道感染的大部分女性患者无明显症状或症状不特异，所以手术前需要关注无症状的生殖道感染人群，重视生殖道感染的规范化治疗。

人工流产后发生上生殖道感染的高危人群，包括术前1月内诊断的生殖道感染者、性传播疾病高风险人群（年龄≤25岁、新性伴或多性伴者、性伴患有非淋菌性尿道炎、宫颈有黏液脓性分泌物者、PID病史者及性传播感染患者）及感染性流产（表现为发热、血象升高或盆腔炎体征）。

建议人工流产手术前常规进行妇科检查。非高危人群人工流产手术前应行妇科检查和阴道分泌物检查，包括清洁度、滴虫病、外阴阴道假丝酵母菌、细菌性阴道病，检查阳性者给予规范化治疗。高危人群推荐除了常规阴道分泌物检查，还应该筛查沙眼衣原体、淋病奈瑟球菌，检测阳性者给予规范化治疗。

其次，手术前建议规范化预防性应用抗生素，以降低术后PID的发生。具体的用药方法如下。

术前选用单次单一抗生素预防感染，首选口服给药，可酌情静脉给药，如应用麻醉镇痛技术实施的人工流产手术，口服给药时机为术前1~2h，静脉给药时机为术前0.5~2h。药物可选择多西环素200mg，或米诺环素200mg，或阿奇霉素500mg，或甲硝唑1g；或者二代头孢菌素或头孢曲松或头孢噻肟+甲硝唑，如均过敏，可用喹诺酮类抗生素例如左氧氟沙星500mg+甲硝唑1g或莫西沙星400mg，静脉滴注或口服。

同时，术中严格无菌操作，减少宫颈损伤、出血、吸宫不全等并发症；术后发现生殖道感染者，及时采用抗生素治疗等措施都能对术后的感染起到一定预防作用。

综上所述，积极防治人工流产引起的生殖道感染对女性的生殖健康有着重要的意义。为人工流产女性提供全面的人工流产后关爱的优质计划生育服务，也是降低重复人工流产，从而降低术后生殖道感染发生的一项重要有效措施。

（吴文湘　于晓兰）

四、人工流产术后宫腔粘连

宫腔粘连（intrauterine adhesion，IUA）是指子宫内膜基底层损伤后宫腔内形成的纤维组织条带，导致宫腔肌壁或（和）宫颈管全部或部分粘连闭锁，常由子宫操作导致。又称Asherman综合征，由Asherman于1948年首次描述并报道。也是人工流产术后的一种常见并发症。主要临床表现为闭经或月经过少、周期性腹痛、继发不孕、习惯性流产等。宫腔粘连已经成为月经量减少、继发不孕的主要原因之一，故应予以高度重视。尽管宫腔镜手术进展迅速，IUA治疗效果仍不理想。

（一）发病率

IUA的真实患病率难以确定，部分原因是该病在一般人群中少见、常无症状且诊断需要有创操作。另外，很少有研究前瞻性评估术后 IUA。目前，IUA 在我国的发病率居高不下，并且随着人工流产手术的增加呈逐年增长趋势。文献报道，多次人工流产、刮宫所致的 IUA 发生率高达 25%～30%。一篇 Meta 分析纳入了 900 多例自然流产后 12 个月内采用宫腔镜评估的女性（其中 86% 接受了刮宫术），发现 IUA 的患病率为 19.1%。

（二）病因

IUA 的确切发病机制尚不清楚。IUA 发生于子宫内膜基底层损伤后子宫肌壁间的相互黏附，并进行自身修复。由于子宫内膜的修复多为不完全再生，其功能受损，最终形成瘢痕。主要病因有手术中的损伤，以及围术期间发生感染。

1. 人工流产手术损伤　产后或流产后 4 周内子宫内膜基底层最易受伤，这可能与术后患者体内雌激素水平相对较低、子宫内膜再生修复能力低下有关。损伤后，宫腔内相对的组织表面在愈合时可能发生融合，形成组织桥。轻者表现为子宫黏膜组织形成的膜性粘连，重者表现为完全由结缔组织构成的致密粘连。产生的子宫壁粘连可能造成宫腔部分或完全消失。

手术过度搔刮宫腔或操作粗暴、吸宫时负压过高、吸宫时间过长，不正规的扩宫，所用刮匙与妊娠时间不相符，吸头或刮匙反复进出宫腔，吸头进出宫颈内口时未去除负压等，均可造成宫体及宫颈管黏膜的过度损伤。反复或短时间内多次人工流产或宫腔内操作，致子宫内膜反复损伤，破坏基底层，可导致粘连。手术出血较多、过度刮宫导致子宫内膜损伤。

2. 生殖系统感染　一项研究评估了已知有 IUA 女性的慢性子宫内膜炎，发现 35% 的女性（29/82）存在组织学证实的慢性子宫内膜炎。但尚不清楚慢性子宫内膜炎是粘连的原因还是后遗症。

术前阴道炎、宫颈管炎等可能增加粘连的机会或者加重粘连的程度。因各种炎症在术前或术后没有彻底治疗的情况下，宫腔开放会把病原体带入宫腔引起宫腔感染，也成为宫腔粘连的重要原因之一。人工流产后过早开始性生活，不注意性卫生，很容易发生感染，增加子宫内膜炎发生，可能是宫腔粘连的因素。

3. 其他因素　个体差异、体质因素，宫腔粘连患者子宫内膜基质细胞对雌二醇的反应低下，导致子宫内膜不能及时增生、修复，而引起宫腔粘连或加重粘连。

（三）诊断

1. 宫腔镜检查　能全面评估宫腔形态、子宫内膜分布及损伤程度，已成为诊断宫腔粘连的金标准，有条件应作为首选方法。

2. 子宫输卵管造影和宫腔声学造影检查　可在无宫腔镜检查条件时选择。

3. 超声　阴道超声简单、无创伤、可多次重复实施。超声显示内膜薄、回声中断不连续等，但对无积血形成的周边型粘连诊断的敏感度仅为 52%。而经阴道三维超声检查则可以显示子宫腔整体形态及子宫内膜连续性，能够测量子宫内膜厚度及内膜下血流。有研究认为，三维超声诊断 IUA 的敏感度可达 100%。

　　文献报道宫腔粘连程度有多种分级评分标准，目前尚无任何 1 种分级评分标准得到国际范围内的采纳。宫腔镜表现是大多数分类系统的基础。2 种较常用的分类系统来自美国生殖医学会（American Society for Reproductive Medicine，ASRM）和欧洲宫腔镜协会。ASRM 分类系统根据宫腔受累程度（＜ 1/3、1/3～2/3、＞ 2/3）、宫腔镜下粘连类型（膜性粘连、膜性及致密粘连兼有、致密粘连）及患者的月经模式（正常、月经过少、闭经），将粘连分为 3 期。欧洲宫腔镜协会分类系统的粘连分级，是基于操作者能否通过宫腔镜破坏粘连、能否看到输卵管开口，以及宫腔瘢痕的量为 Ⅰ ～ Ⅴ 度。我国也参考了这两个标准提出了中国 IUA 分级评分标准（表 5-1）。

表 5-1　中国宫腔粘连诊断分级评分标准

评估项目	项目标准描述	评分（分）
粘连范围	＜ 1/3	1
	1/3～2/3	2
	＞ 2.3	4
粘连性质	膜性	1
	纤维性	2
	肌性	4
输卵管开口状态	单侧开口不可见	1
	双侧开口不可见	2
	桶状宫腔，双侧宫角消失	4
子宫内膜厚度（增殖晚期）	≥ 7mm	1
	4～6mm	2
	≤ 3mm	4
月经状态	经量≤ 1/2 平时量	1
	点滴状	2
	闭经	4

（续表）

评估项目	项目标准描述	评分（分）
既往妊娠史	自然流产1次	1
	复发性流产	2
	不孕	4
既往刮宫史	人工流产	1
	孕早期清宫	2
	孕中、晚期清宫	4

轻度．总分0～8分；中度．总分9～18分；重度．总分19～28分

（四）治疗

根据患者的症状，以及是否有生育要求来选择治疗。无生育要求的IUA患者建议宫腔镜下粘连分离术＋宫内节育器放置术。有生育要求的患者，宫腔镜下粘连分离手术可作为首选治疗手段，术后配合药物等治疗。

1. 宫腔镜下粘连分离术（transcervical resection of adhesion，TCRA） 直视下有针对性地分离或切除宫腔内粘连，是IUA的标准治疗方法。TCRA的原则是分离、切除瘢痕组织，恢复宫腔解剖学形态，有效保护残留子宫内膜。其目的是恢复宫腔解剖学形态及宫腔容积，治疗相关症状（不孕、疼痛等），预防再粘连形成，促进子宫内膜再生修复，恢复生育能力。

手术中粘连分离方法包括机械分离法和能量介入分离法。每次粘连分离术都应单独对待，需要术者对子宫解剖有细致的了解和耐心，以及熟练的手术技巧。如果粘连不是很紧密的区域并可显露正常的解剖结构（如子宫角），应从这一区域开始分离粘连。无论是在粘连分离前还是在分离过程中，识别输卵管开口后可将其作为宫腔侧缘和宫底边缘的标记，并且可以提示组织切除的程度。粘连分离过程中应避免过度操作，以防伤及子宫肌层。对于粘连切除范围较大的病例，建议同时使用超声引导以降低子宫穿孔的风险。所以对于完全闭塞的子宫腔，推荐在超声引导下从宫腔中线开始分离，之后再侧向分离。

2. 粘连分离术后管理 管理的目的是降低粘连复发的风险和促进子宫内膜再生。目前尚无确定的最佳术后管理方法，基于个人经验及现有证据，在TCRA术后推荐。

(1) 雌激素治疗：用雌激素治疗促进子宫内膜再生修复，常用的雌激素剂量为戊酸雌二醇2～8mg/d或等效激素，方案选择雌孕激素序贯疗法或单用雌激素疗法（多推荐雌孕激素序贯疗法），激素治疗时限通常为2～3个周期。

(2) 宫腔内放置宫腔支撑球囊：支撑球囊置入宫腔后不仅能够阻隔创面和子宫肌壁之间相互贴附，同时，可以引流宫腔内出血、炎性渗出液，进而降低再粘连形成率。通常球囊内注液或注气量 ≤ 5ml，留置时间 5～7 天。

(3) 生物胶类材料：关于凝胶屏障预防 IUA 复发的效果尚无明确结论。中国专家共识认为生物胶类材料对预防再粘连形成有一定作用，但其对妊娠率的影响尚不清楚，临床常用的生物材料，如透明质酸及羧甲基壳聚糖等。

(4) 进行宫腔镜二次探查术，对于重度 IUA，推荐撤退性出血后再次行宫腔镜检查，从而减少重复手术的次数，并且可以对新产生的薄膜样粘连进行治疗。二探最佳时机目前没有定论，美国妇科腹腔镜医师协会（American Association of Gynecologic Laparoscopists，AAGL）推荐，术后 2～3 个月进行宫腔形态的再次评估，也有术后 1～3 周行宫腔镜二次探查的报道。

(5) 其他方法：改善子宫内膜血流的药物、子宫内羊膜移植和干细胞治疗也是预防粘连的潜在治疗方法。

（五）预防

重度 IUA 尚无有效恢复生育功能和月经生理的治疗方法；TCRA 后再粘连率高达 62.5%，妊娠成功率仅 22.5%～33.3%。所以 IUA 重在预防。除了避免宫内手术或宫内感染以外，尚无确切方法可对 IUA 进行一级预防。对于自然流产或意外妊娠的女性，孕早期时可选择药物治疗而不是手术治疗。

医务人员应该严格掌握人工流产手术的适应证和禁忌证，操作规范，严格无菌操作，动作轻柔，吸管的宫腔负压不能过大，吸管在宫腔内停留时间不能过长，避免带负压反复进出宫腔；同时，宫腔操作最好在 B 超监测下定点进行，避免反复搔刮宫腔。人工流产手术前使用抗生素预防感染。

对于常规宫腔手术的患者，我们不使用凝胶屏障预防粘连形成。但对于可能损伤子宫内膜的手术（如妊娠物残留行刮宫术、稽留流产手术或宫腔镜下多发肌瘤切除术）易导致粘连形成，术后使用防粘连药可减少短期内 IUA 的发生，但尚无对以后生育力影响的数据。在一项对自然流产抽吸刮宫术后，比较了使用透明质酸凝胶预防粘连与无处理的试验中，凝胶治疗组的女性发生粘连再形成的风险下降了近 60%（发生 IUA 的比例分别为 13% 和近 31%）。

综上所述，为了有效控制 IUA 的发生，要进一步加强人工流产术后妇女的避孕宣教，指导妇女使用高效、长期的避孕方法，从而减少意外妊娠及重复人工流产率，减少宫腔手术，才能从根本上起到预防 IUA 的作用。

（吴文湘　于晓兰）

参 考 文 献

[1] 中华医学会计划生育学分会.不全流产保守治疗专家共识[J].中华生殖与避孕杂志，2019，39（5）：345-348.

[2] World Health Organization.Medical management of abortion. 2018.

[3] 王荣荣，马琳仪，侯成祯，等.不全流产保守治疗的病例汇总[J].中国计划生育学杂志，2019，27（04）：412-416.

[4] 贾柠伊，刘佳，李坚.子宫动静脉瘘诊断及治疗现状进展[J].中国妇产科临床杂志，2019，20（06）：571-573.

[5] 周莹，王威，梁华茂，等.子宫动静脉畸形的诊断和治疗进展[J].中国计划生育和妇产科，2019，11（12）：20-23.

[6] Tang OS, Lau WN, Ng EH, et al. A prospective randomized study to compare the use of repeated doses of vaginal with sublingual misoprostol in the management of first trimester silent miscarriages[J]. Hum Reprod, 2003, 18（1）：176-81.

[7] 龚志宁.米索前列醇阴道片与人流清宫术对自发性不全流产的治疗效果[J].中国实用医药，2016，11（21）：218-219.

[8] Patua B, Dasgupta M, Bhattacharyya SK, et al. An approach to evaluate the efficacy of vaginal misoprostol administered for a rapid management of first trimester spontaneous onset incomplete abortion, in comparison to surgical curettage[J]. Arch Gynecol Obstet, 2013, 288（6）：1243-1248.

[9] 丛培红，丛明燕，刘维凤.米非司酮配合血β-HCG监测治疗药物流产不全78例临床分析[J].中国实用医药，2012，7（34）：169-170.

[10] 诸葛听，李斌，黄紫蓉.米非司酮治疗人工流产术后残留的临床观察[J].中华医学杂志，2012，92（1）：18-20.

[11] Neilson JP, Gyte GM, Hickey M, et al. Medical treatments for incomplete miscarriage[J]. Cochrane Database Syst Rev, 2013（3）：CD007223.

[12] 张帝开.秦君璞.人工流产术后生殖道感染的防治[J].中国实用妇科与产科杂志，2012，28（9）：648-650.

[13] ACOG Committee on Practice Bulletins — Gynecology. ACOG practice bulletin No. 104：antibiotic prophylaxis for gynecologic procedures[J]. ObstetGynecol, 2009, 113（5）：1180-1189.

[14] Sawaya GF, Grady D, Kerlikowske K, et al. Antibiotics at the time of induced abortion：the case for universal prophylaxis based on a meta-analysis[J]. Obstet Gynecol, 1996（87）：884.

[15] 黄紫蓉.流产后感染的诊断与处理[J].国际生殖健康/计划生育杂志，2010，29（5）：364-365.

[16] Heisterberg L, Hebjørn S, Andersen LF, et al. Sequelae of induced first trimester abortion：a prospective study assessing the role of postabortal pelvic inflammatory disease and prophylactic antibiotics[J]. Am J ObstetGynecol, 1986, 155：76-80.

[17] 中华医学会妇产科学分会感染性疾病协作组.盆腔炎症性疾病诊治规范（2019修订版）[J].中华妇产科杂志，2019，54（7）：433-437.

[18] Workowski KA, Bolan GA, Centers for Disease Control and Prevention（CDC）. Sexually

transmitted diseases treatment guidelines（2015）[J].MMWR Recomm Rep, 2015, 64：1–137.

[19] Gradison M. Pelvic inflammatory disease[J]. Am Fam Physician, 2012, 85：791–796.

[20] Scholes D, Satterwhite CL, Yu O, et al. Long–term trends in Chlamydia trachomatis infections and related outcomes in a U.S. managed care population[J]. Sex Transm Dis, 2012, 39：81–88.

[21] 陈磊，王晓莉，廖秦平，等.急性盆腔炎的致病菌分析及治疗 [J].中国妇产科临床杂志，2007，8（3）：177–180.

[22] 张进.急性盆腔炎的致病菌谱分析及抗菌药治疗选择 [J].实用药物与临床，2014，17(6）：748–750.

[23] 中华医学会计划生育学分会.人工流产手术预防性抗菌药物应用的中国专家共识 [J].中国计划生育与妇产科，2019，11（8）：10–12.

[24] Asherman JG. Amenorrhoea traumatica(atretica)[J]. J Obstet Gynaecol Br Emp, 1948, 55（1）：23–30.

[25] March CM. Management of Asherman's syndrome[J]. Reprod Biomed Online, 2011, 23（1）：63–76.

[26] 段华，夏恩兰.宫腔粘连临床诊疗中国专家共识 [J].中华妇产科杂志 , 2015, 50（12）：881–887.

[27] Salazar CA, Isaacson K, Morris S. A comprehensive review of Asherman's syndrome：causes, symptoms and treatment options[J]. Curr Opin Obstet Gynecol, 2017, 29：249.

[28] Rein DT, Schmidt T, Hess AP, et al. Hysteroscopic management of residual trophoblastic tissue is superior to ultrasound–guided curettage[J]. J Minim Invasive Gynecol, 2011, 18（6）：774–778.

[29] Hooker AB, Lemmers M, Thurkow AL, et al. Systematic review and meta–analysis of intrauterine adhesions after miscarriage：prevalence, risk factors and long–term reproductive outcome[J]. Hum Reprod Update, 2014, 20：262.

[30] Yu D, Wong YM, Cheong Y, et al. Asherman syndrome one century later[J]. FertilSteril, 2008, 89（4）：759–779.

[31] Dawood A, Al–Talib A, Tulandi T. Predisposing factors and treatment outcome of different stages of intrauterine adhesions[J]. J ObstetGynaecol Can, 2010, 32（8）：767–770.

[32] Roy KK, Baruah J, Sharma JB, et al. Reproductive outcome following hysteroscopic adhesiolysis in patients with infertility due to Asherman's syndrome[J]. Arch GynecolObstet, 2010, 281（2）：355–361.

[33] Chen Y, Liu L, Luo Y, et al. Prevalence and Impact of Chronic Endometritis in Patients With Intrauterine Adhesions：A Prospective Cohort Study[J]. J Minim Invasive Gynecol 2017；24：74.

[34] National Abortion Federation. 2012 Clinical policy guidelines [EB/ OL]. Washington DC：NAF, 2012[2012–01–02]. http://www.prochoice. org/pubs_research/publications/clinical_policy.html.

[35] Salle B, Gaucherand P, de Saint HP, et al. Transvaginal sonohysterographic evaluation of intrauterine adhesions[J]. J Clin Ultrasound, 1999, 27（3）：131–134.

[36] KnopmanJ, CoppermanAB. Value of 3D ultrasound in the management of suspected Asherman's syndrome[J]. J Reprod Med, 2007, 52（11）：1016–1022.

[37] Deans R, Abbott J. Review of intrauterine adhesions[J]. J Minim Invasive Gynecol, 2010, 17：555.

[38] The American Fertility Society classifications of adnexal adhesions, distal tubal occlusion, tubal occlusion secondary to tubal ligation, tubal pregnancies, müllerian anomalies and intrauterine adhesions[J]. Fertil Steril, 1988, 49：944.

[39] AAGL Elevating Gynecologic Surgery. AAGL Practice Report：Practice Guidelines on Intrauterine Adhesions Developed in Collaboration With the European Society of Gynaecological Endoscopy（ESGE）[J]. J Minim Invasive Gynecol, 2017, 24：695.

[40] Healy MW, Schexnayder B, Connell MT, et al. Intrauterine adhesion prevention after hysteroscopy：a systematic review and meta-analysis[J]. Am J Obstet Gynecol, 2016, 215：267.

[41] Bosteels J, Weyers S, Kasius J, et al. Anti-adhesion therapy following operative hysteroscopy for treatment of female subfertility[J]. Cochrane Database Syst Rev, 2015：CD011110.

[42] Di Spiezio Sardo A, Calagna G, Scognamiglio M, et al. Prevention of intrauterine post-surgical adhesions in hysteroscopy. A systematic review[J]. Eur J Obstet Gynecol Reprod Biol, 2016；203：182.

[43] Robinson JK, Colimon LM, Isaacson KB. Postoperative adhesiolysis therapy for intrauterine adhesions（Asherman's syndrome）[J]. FertilSteril, 2008, 90（2）：409-414.

[44] Pabuccu R, Onalan G, Kaya C, et al. Efficiency and pregnancy outcome of serial intrauterine device-guided hysteroscopic adhesiolysis of intrauterine synechiae[J]. Fertil Steril, 2008, 90：1973.

[45] Robinson JK, Colimon LM, Isaacson KB. Postoperative adhesiolysis therapy for intrauterine adhesions（Asherman's syndrome）[J]. Fertil Steril, 2008, 90：409.

[46] Gan L, Duan H, Sun FQ, et al. Efficacy of freeze-dried amnion graft following hysteroscopic adhesiolysis of severe intrauterine adhesions[J]. Int J Gynaecol Obstet, 2017, 137：116.

[47] Yu D, Wong YM, Cheong Y, et al. Asherman syndrome：one century later[J]. Fertil Steril, 2008, 89（4）：759-779.

[48] Yu D, Li TC, Xia E, et al. Factors affecting reproductive outcome of hysteroscopic adhesiolysis for Asherman's syndrome[J]. Fertil Steril, 2008, 89（3）：715-722.

[49] Roy KK, Baruah J, Sharma JB, et al. Reproductive outcome following hysteroscopic adhesiolysis in patients with infertility due to Asherman's syndrome[J]. Arch Gynecol Obstet, 2010, 281（2）：355-361.

[50] Hooker AB, de Leeuw R, van de Ven PM, et al. Prevalence of intrauterine adhesions after the application of hyaluronic acid gel after dilatation and curettage in women with at least one previous curettage：short-term outcomes of a multicenter, prospective randomized controlled trial[J]. Fertil Steril, 2017, 107：1223.

第6章 避孕方法

当育龄期女性有性生活且无生育需求时，应当采取避孕措施，避孕方法包括短效、长效或永久性方法。方法选择应兼顾其安全性、有效性、可及性（包括可以获得的并且可以负担的），以及可接受性。自愿知情选择避孕方法是一项基本的指导原则。现将避孕方法分7类介绍。

一、宫内节育器具

宫内节育器具（intrauterine contraception，IUC）是一种高效、长效、可逆的避孕方法。IUC是我国使用最广泛的长效可逆避孕方法（long-acting reversible contraception，LARC），包括宫内节育器（intrauterine contraceptive device，IUD）及含左炔诺孕酮的宫内节育系统（levonorgestrel–intrauterine system，ING–IUS），IUD分惰性IUD和活性IUD。目前活性IUD包括释放Cu^{2+}的含铜IUD、含有吲哚美辛的含铜IUD（仅为我国应用）。常用IUC见表6–1。

表6–1 宫内节育器放置型号选择参考

种 类	宫腔深度（cm）				建议使用年限（年）
	5.5～5.9	6.0～6.9	7.0～7.9	8.0～9.0	
宫内节育器（含铜）	20号	22号	22号或24号	24号	10～15
T形节育器（含铜）		28号	30号	32号	10～15
母体乐节育器（含铜）	短杆型	短杆型	标准型	标准型	10～15
环形节育器（含铜）	20号	20～21号	21号	22～23号	10年以上
V形节育器（含铜）	24号	24～26号	26号	28号	5～8
吉尼节育器（含铜）	同一型号				5～10
曼月乐节育器（LNG）	同一型号				5

（一）惰性IUD

惰性IUD是第一代IUD，是不释放任何活性物质的IUD。常用的有不锈钢圆形、

T 形、盾形、蛇形宫内节育器，塑料型宫内节育器，钢塑混合环宫内节育器等。

其作用原理是宫内节育器的异物作用可引起子宫内膜的无菌性炎症，从而影响受精卵的着床。

避孕评价：由于惰性宫内节育器带器妊娠率和脱落率高，20 世纪 90 年代后停止使用。

（二）活性 IUD

含铜 IUD

我国使用最广泛的 IUD，含铜 IUD 的铜表面积越大避孕效果越好，使用年限越长，但随着铜表面积增大，不良反应增加。

其作用原理是 IUD 异物刺激子宫内膜局部产生炎症反应，吞噬精子，毒害受精卵及胚胎；Cu^{2+} 具有杀精子的作用；Cu^{2+} 可干扰细胞正常代谢，导致宫腔环境改变，干扰受精卵着床和胚胎发育等。

避孕评价：为含铜 IUD 使用第 1 年的比尔指数为 0.6，有效期 5～15 年，是高效、长效的避孕方法，也可用于紧急避孕。

其优势在于含铜 IUD 形式多样，获取方便，价格便宜；国家也提供免费的含铜 IUD。适宜人群广泛，放置后对全身健康状况无影响。IUD 分为大、中、小号，以适应不同宫腔形态和深度。大多数设置尾丝结构，方便取出。

含铜 IUD 常见的不良反应是月经量增多、经期延长或点滴出血。因此，月经过多、月经频发或阴道不规则出血的女性不适合放置含铜 IUD。铜过敏的女性也不适合放置含铜 IUD。

(1) 普通含铜节育器：常见的有宫铜型节育器、TCu220C、TCu380A、MCu375母体乐、活性环形或 Y 形节育器等。分别以铜套、铜丝、铜粒等结构固定在节育器支架上，向宫腔内持续释放 Cu^{2+}。

(2) 固定式含铜宫内节育器：是一种无支架的固定式 Cu–IUD，它由 6 截铜套和 1 根丝线组成，第 1 和第 6 个铜套固定在 IUD 的丝线上，丝线顶端有 1 个线结，放置时将其固定在宫底子宫肌层 1cm 处。共有 2 种型号，为不含药和含吲哚美辛固定式含铜 IUD；含吲哚美辛固定式含铜 IUD 是在其铜套内加载前列腺素合成酶抑制药吲哚美辛。两种 IUD 有效期均是 10 年。

其使用优势在于具有无支架、固定式和柔软性 3 个特点。不易向下移位、脱落，累积脱落率为 0.10%。适用于宫颈松弛或者陈旧性裂伤，或使用其他 IUD 频繁脱落或宫腔相对大的女性。含吲哚美辛固定式含铜 IUD 可以减轻因放置 IUD 引起的月经量增多和疼痛。

(3) 含吲哚美辛的含铜宫内节育器：包括药铜环 –165、活性 γ 型 IUD、吲哚美辛－VCu200、含吲哚美辛固定式含铜 IUD 等。吲哚美辛有抑制前列腺素合成的作用，可以减少 IUD 引起的出血和疼痛。

（三）含左炔诺孕酮的宫内节育系统（LNG-IUS）

LNG-IUS 为 T 形环，其垂直干为白色筒状，内为药物核心，为储药器，含左炔诺孕酮 52mg，外罩不透明膜，是药物的缓释系统。宫腔内溶解速率开始时为 20μg/24h，5 年后降为 10μg/24h，5 年内平均溶解速度为 14μg/24h，有效期 5 年。

其作用机制在于 LNG-IUS 在 T 形环的基础上，还在子宫腔局部释放孕激素。主要避孕机制是使用后引起子宫内膜暂时性的萎缩，使受精卵无法着床；另外孕激素使宫颈黏液变黏稠，阻止精子通过；改变子宫和输卵管的局部内环境，抑制精子的活动与获能也起到了避孕的作用。

避孕评价：为 LNG-IUS 的避孕效果显著，使用第 1 年的比尔指数为 0.2，5 年累计比尔指数为 0.7。

其使用优势在于塑料支架柔软而且缓释高效孕激素。金属过敏者可以放置。人工流产后即刻放置可有效减少盆腔感染，预防宫腔、宫颈粘连；缓释的高效孕激素可以在避孕的同时对缓解痛经、减少月经量和治疗子宫内膜增生等方面起到很好的辅助作用。

主要不良反应是月经模式的改变，放置后 3 个月内，22% 的女性出血时间延长，67% 的女性出现不规则出血，放置 1 年后上述比例下降至 3% 和 19%。由于局部孕激素作用，内膜腺体萎缩，放置 LNG-IUS 后 1 年内约有 16%，5 年内 30%～50% 出现闭经。此外，还有如乳房胀痛、恶心、头痛、背部疼痛、痤疮、情绪抑郁、阴道分泌物增加、体重增加和卵巢囊肿的不良反应。LNG-IUS 取出后最快 23 天后恢复月经，取出 LNG-IUS 后 12 个月的累计受孕率最高为 96%。放置 LNG-IUS 后出现偏头痛、局灶性偏头痛伴有不对称的视力丧失、严重头痛、黄疸、血压明显增高、严重的动脉性疾病（如脑卒中或心肌梗死），应考虑取出 LNG-IUS。

（四）小结

IUC 作为长效、可逆、简便、经济的避孕措施被育龄期女性广泛使用。避孕失败率为 0.3/100，是适合大多数健康育龄期女性的避孕方式，可在人工流产后、引产术后、阴道分娩后、剖宫产手术同时、哺乳期、宫腔手术后、正常月经后放置。含铜 IUD 还可用于紧急避孕。IUC 取出后，妇女的生育能力立即恢复，无论何种 IUC，对母儿均无不利影响。月经量过多导致贫血、对金属过敏者不宜放置含铜 IUD。

宫内放置节育器常见的并发症主要有出血、疼痛、感染、IUD 嵌顿、IUD 异位、带器妊娠、异位妊娠、IUD 断裂、IUD 变形及脱落、月经异常、下腹或腰骶部疼痛、白带增多等。需要在放置前仔细询问患者的避孕需求，避孕周期，是否合并其他疾病，指导选择大小，形态与子宫匹配的节育器，放置后初次月经后随访，以后每年复查。

二、复方激素避孕方法

复方激素避孕方法（combined hormonal contraceptive，CHC）是由人工合成的高效雌激素和孕激素组成，通过抑制排卵、改变子宫内膜和宫颈黏液状态等达到避孕目的。完美使用比尔指数为 0.05～0.3，属于高效、可逆、简便避孕方法；且可在早期人工流产后、孕中期引产后或感染性流产后立即使用。CHC 包括复方短效口服避孕药（combined oral contraceptive，COC）、复方避孕针、复方阴道环和复方避孕贴剂。

（一）禁忌证与常见不良反应

CHC 含有雌激素和孕激素，推荐者应熟悉其适应证、禁忌证和相对禁忌证，特别是要识别高风险患者。

1. 绝对禁忌证

(1) 血栓栓塞性疾病或病史。

(2) 脑血管、心血管及其他血管疾病。

(3) 严重高血压或伴血管疾病。

(4) 现患乳腺癌。

(5) 雌激素依赖性肿瘤（子宫肌瘤除外）。

(6) 良、恶性肝脏肿瘤。

(7) 糖尿病伴肾、视网膜、神经病变及其他心血管病，或患糖尿病 20 年以上。

(8) 重度肝硬化、病毒性肝炎急性期或活动期。

(9) 妊娠。

(10) 产后 6 周内母乳喂养。

(11) 每日吸烟 ≥ 15 支且年龄 ≥ 35 岁的妇女。

(12) 有局灶性神经症状的偏头痛或年龄 ≥ 35 岁的妇女无局灶性神经症状的偏头痛。

(13) 经历大手术且长期不能活动者。

(14) 已知与凝血相关的突变者（如 V 因子雷登突变、凝血酶原突变，蛋白 s、蛋白 c 和抗凝血酶缺乏）。

(15) 复杂性心脏瓣膜病，并发肺动脉高压、房颤及有亚急性细菌性心内膜炎病史者。

(16) 系统性红斑狼疮、抗磷脂抗体阳性或不清。

(17) 具有冠状动脉疾病多重风险因素，包括老龄、吸烟、糖尿病、高血压、血脂异常。

2.相对禁忌证

(1) 高血压病史。

(2) 胆道/胆囊疾病或有与服用口服避孕药相关的胆汁淤积症病史。

(3) 吸烟每日＜15支，但年龄≥35岁。

(4) 持续的无局灶性神经症状的偏头痛、年龄＜35岁；初发的无局灶性神经症状的偏头痛、年龄≥35岁。

(5) 服用利福平、巴比妥类及拉莫三嗪抗癫痫药可能影响避孕效果。

(6) 产后42天内，未哺乳。

(7) 哺乳、产后6周至6个月。

(8) 乳腺癌病史，近5年来未发病。

（二）常见的不良反应

1.类早孕反应，如恶心、头痛、头晕等，一般不需要特别处理，随服药时间的延长而改变。

2.月经周期中出现点滴的出血、月经减少，不需特殊处理。

3.闭经。发生率为1%～2%。闭经超过3个月，应停药。

4.出现动静脉血栓、心肌梗死等严重不良反应，要立即停药。

（三）复方口服避孕药

复方口服避孕药已经有50余年的历史，种类多达十几种，是目前全球范围广泛使用的高效避孕方法之一。COC比尔指数，完美使用是0.3，常规使用是8。

降低雌激素剂量和孕激素的更新换代是COC的发展趋势。雌激素剂量的降低，减少了相关疾病如血栓、心脑血管事件等的发生。孕激素的改进可以提高避孕效果，降低不良反应；第一代孕激素为炔诺酮或甲地孕酮，COC为口服复方炔诺酮片（避孕片1号）和复方甲地孕酮片（口服避孕片2号）等。第二代孕激素主要为左炔诺孕酮，COC为复方左炔诺孕酮、左炔诺孕酮炔雌醇（三相）片。第三代COC的孕激素结构更接近天然黄体酮。COC对人体三大代谢影响小，不增加子代出生缺陷风险。COC还可用于治疗痛经、子宫内膜异位症、异常子宫出血等多种妇科疾病；长期使用，可降低卵巢癌、子宫内膜癌的发生。COC停药后很快生育功能恢复，部分使用者停药2周即可看到排卵。

服用COC前应排除禁忌证并做好相应检查。建议每天在相对固定的时间服用，如出现漏服、迟服、呕吐、腹泻等，应按照规范进行相应处理；如需要长期制动，或出现血栓、心脑血管事件等严重情况时，应立即停药，就诊咨询。服用COC期间应定期检查，评估其安全性。

COC是WHO重点推荐的人工流产后避孕方法，使用方便，效果可靠，特别强调其在人工流产后即时使用的两个优势：①不受人工流产方式限制（药物流产或手术流产后均可使用）；②不受人工流产并发症限制（可疑感染、出血、损伤均不影响使用）。

1. 复方左炔诺孕酮片（21+7）

每片活性药片含左炔诺孕酮 0.15mg 和炔雌醇 0.03mg，共 21 片，空白片含蔗糖、淀粉、糊精、硬脂酸镁，共 7 片。具体用法是从月经周期第 1 日开始服用活性药片，连续服用 21 天后，再服 7 天空白片（月经会来潮），服完空白片后，接着开始服下一盒。

其使用优势在于避孕效果可靠，国家免费发放。

2. 屈螺酮炔雌醇片

屈螺酮炔雌醇片：每片含屈螺酮 3mg 和炔雌醇 0.03mg，一盒 21 片，月经第 1 天开始每日 1 片，连服 21 天，停药 7 天后开始服用下一盒药。

屈螺酮炔雌醇片（Ⅱ）：活性药片为浅粉红色，每片含屈螺酮 3mg 和炔雌醇 0.02mg，共 24 片，空白片为白色，成分为淀粉等，无活性，共 4 片。从月经周期的第 1 天开始口服，每日 1 片，共 24 天（按照包装所标明的顺序），再服空白片 4 天。服完一盒，接着开始服下一盒，无间隔服用。

其使用优势，首先是抗盐皮质激素的作用，它有利尿、保持体重、控制血压等好处；其次具有抗雄激素作用，是环丙孕酮抗雄激素活性的 1/3。对于 ≥ 14 岁已初潮女性的中度寻常痤疮患者，避孕同时有一定治疗作用。

3. 去氧孕烯炔雌醇片

每片含去氧孕烯 0.15mg 和炔雌醇 0.03mg，口服，一盒共 21 片。在月经周期的第 1 天开始服用，按照箭头所指的方向每天同一时间口服 1 片，连续服 21 天，随后停药 7 天，在停药的第 8 天开始服用下一盒。

其使用优势在于去氧孕烯是一种高效的孕激素，有较强的抑制排卵作用，雄激素活性弱，避孕效果好，体重增加、痤疮的不良反应发生率低，价格相对较低。

（四）复方阴道避孕环

国外上市的阴道避孕环（Nuva Ring），其环外径为 54mm，每个环含去氧孕烯 11.7mg 和炔雌醇 2.7mg，环放置在阴道后穹窿处，在 3 周的使用期间，每天持续释放去氧孕烯 120μg 和炔雌醇 15μg，药物经阴道黏膜吸收后发挥避孕作用。于月经来潮的第 1 天放置，连续使用 3 周，间隔 7 天后再放置新环。比尔指数同 COC，完美使用 0.3，常规使用 8；人工流产后当日或药物流产临床确认完全流产后，立即开始使用复方阴道环；使用期间不需要取出，如离体时间 > 3h，则加用其他避孕方法，或采取补救措施；重新放置后需要其他方式避孕 7 天。

其使用优势在于激素经阴道黏膜吸收，可避免胃肠吸收和肝脏的首过效应，不仅能提高药物的生物利用度，而且更安全。还可降低头痛、恶心、乳房疼痛等不良反应的发生率。

（五）避孕贴片

避孕贴片（contraceptive patch）是一种新型的女性避孕药具，目前尚未在我国上市。避孕药放在特殊贴片内，粘贴在皮肤上，每天会释放出 150μg 孕激素和 20μg 雌激素，通过皮肤吸收达到避孕的作用。避孕贴片一般粘贴在人体的 4 个位置，包括臀部、腹部、手臂外侧和肩膀外侧，禁止贴在胸部。月经第 1 天或月经开始的第 1 个星期日使用，每周 1 片，连用 3 周，停用 1 周，每月共用 3 片。避孕贴完美使用比尔指数为 0.3，常规使用为 8。与口服避孕药使用者相比，避孕贴使用者恶心、呕吐、乳房不适、痛经、恶心、呕吐等无明显改善。

其使用优势在于使用方便，不需要口服用药。

（六）小结

CHC 可有效减少人工流产后出血量和缩短出血时间，并较好地控制周期，减少盆腔感染的发生。适用于无使用甾体类激素避孕药禁忌证，且要求避孕的健康育龄女性。正确和持续的使用 CHC，均有完美的避孕效果，还可有额外获益，要求使用者避孕做到坚持和正确使用。

三、单纯孕激素避孕方法

单方孕激素避孕方法主要包括左炔诺孕酮宫内缓释系统、皮下埋植剂和孕激素避孕针等。其特点是不含雌激素。分娩 6 周后、哺乳妇女也可以安全使用。现患乳腺癌的妇女不能使用。

（一）左炔诺孕酮宫内缓释系统

参考"宫内节育器"章节。

（二）皮下埋植避孕

皮下埋植避孕是采用皮下植入缓慢释放孕激素的装置，以达到长效可逆避孕的方法。皮下埋植剂中有含 2 根左炔诺孕酮硅胶棒的产品，可以安全避孕 4 年；也有含单根去氧孕烯 68mg 的产品，可以安全避孕 3 年。

1. 作用原理　将孕激素与硅橡胶混合制成具有缓释功能的孕激素硅胶棒，使用空心的穿刺针将硅胶棒植入上臂内侧的皮下。孕激素恒定释放于血液中，通过抑制排卵、提高宫颈黏液黏稠度，以及使子宫内膜蜕膜化而达到避孕的目的。

2. 避孕评价　皮下埋植剂比尔指数＜ 0.3，为高效、长效可逆避孕方法。

3.使用优势

(1) 高效、长效可逆避孕方法之一：我国可免费提供 2 根型的含左炔诺孕酮的皮下埋植剂。

(2) 使用范围广泛：由于是放置左上臂皮下，不受子宫大小和是否有生殖道感染等因素的影响，在早期人工流产后、孕中期引产后及感染性流产后都可以即刻放置，不受流产方式和流产并发症的影响；特别适用于不能坚持使用 COC、子宫畸形无法使用宫内节育器、对雌激素类药物有禁忌（如哺乳期）的妇女。

(3) 生育力恢复快：取出皮下埋植剂后，妇女的生育能力迅速恢复，对于未生育过的女性也是很好的选择。

(4) 放置和取出简便。

(5) 避孕外健康益处：长期低剂量孕激素可以降低子宫内膜癌、卵巢癌的发生等。

4.主要不良反应　由于其为单孕激素制药，点滴出血或不规则流血为主要不良反应，少数出现闭经，随放置时间延长逐步改善一般不需处理。若流血时间长而不能耐受者，可给予雌激素治疗。

（三）单方孕激素避孕针

单方孕激素避孕针剂主要为醋酸甲羟孕酮注射液（DMPA），每支含醋酸甲羟孕酮 150mg，月经来潮 5 天内，肌内注射第 1 针，以后每 3 个月注射 1 次。

1.作用机制　肌内注射醋酸甲羟孕酮注射液后，药物在局部缓慢吸收，孕激素恒定释放于血液中，通过抑制排卵、提高宫颈黏稠度，以及使子宫内膜蜕膜化而达到避孕的目的。

2.避孕评价　醋酸甲羟避孕针的比尔指数为 0.2%～0.3%，为高效、可逆避孕方法。

3.使用优势

(1) 与短效口服避孕药相比：单方孕激素避孕针使用间隔时间较长、隐私性好，特别适用于不能坚持使用复方口服避孕药、子宫畸形无法使用宫内节育器、对雌激素类药物有禁忌（如哺乳期）的妇女。

(2) 使用范围广泛：由于是肌内注射，不受子宫大小、流产方式和流产并发症的影响，在早期人工流产后、孕中期引产后及感染性流产后都可以即刻使用。

(3) 使用简便：人工流产术后即刻、产后哺乳 6 周后、产后不哺乳 3 周后、月经周期前 5 天内均可使用。

4.不良反应　主要包括体重增加、点滴出血和闭经。停用后半年生育能力可以恢复。可以将其列为备选避孕方法之一。

（四）小结

左炔诺孕酮宫内缓释系统、皮下埋植剂和孕激素避孕针，都是高效可逆避孕措施，其中左炔诺孕酮宫内缓释系统、皮下埋植剂更是长效可逆避孕措施（LARC）；无雌激素不良反应，推荐需要长期避孕的女性使用（表6-2）。主要不足是不规则出血或闭经的发生率较高，使用之前应进行充分告知。

表 6-2　常用激素避孕方法

药物名称	规　格	用　法
复方口服避孕药		
复方左炔诺孕酮片（21+7）	炔雌醇 0.03mg ＋左炔诺孕酮 0.15mg	月经第 1 天起每天服 1 片，按顺序服药
去氧孕烯炔雌醇片（21）	炔雌醇 0.03mg ＋去氧孕烯 0.15mg	月经第 1 天起每天服 1 片，连服 21 天，停服 7 天，再服下一周期药
屈螺酮炔雌醇片（21）	炔雌醇 0.03mg ＋屈螺酮 3mg	服法同上
屈螺酮炔雌醇片（Ⅱ）（24+4）	炔雌醇 0.02mg ＋屈螺酮 3mg	月经第 1 天起，每日服用 1 片浅粉红色药片，连续服用 24 天，第 25～28 天每日服用 1 片白色无活性片
长效孕激素避孕针		
醋酸甲羟孕酮注射液（DMPA）	醋酸甲羟孕酮 150mg	月经来潮 5 天内，肌内注射 1 针，以后每 3 个月注射 1 次
皮下埋植剂		
左炔诺孕酮硅胶埋植剂（2 根）	左炔诺孕酮 140mg	经期埋植，使用 4 年
去氧孕烯埋植剂	去氧孕烯 68mg	经期埋植，使用 3 年
阴道避孕药环		
阴道避孕环	去氧孕烯 11.7mg ＋炔雌醇 2.7mg	月经第 1 天放置，放置 3 周取出，间隔 1 周后再放置新的阴道环
载药宫内节育器		
左炔诺孕酮宫内节育器	左炔诺孕酮 52mg	月经来潮后的 3～7 天内放置，使用 5 年
紧急避孕药		
左炔诺孕酮	左炔诺孕酮 0.75mg/ 片或 1.5mg/ 片	无避孕防护措施性生活或避孕失败后 72h 内口服 0.75mg，12h 加服 0.75mg 或者 72h 内口服 1.5mg
米非司酮	米非司酮 10mg/ 片或 25mg/ 片	无避孕防护措施性生活或避孕失败后 72h 内服用 1 片

四、屏障避孕法

屏障避孕法包括避孕套、阴道隔膜和子宫颈帽等。

（一）避孕套

1. **男用避孕套** 由乳胶等材料制成，是目前最常用的男用避孕法。使用前应先吹气检查有无漏孔，同时排去小囊内空气，射精后在阴茎尚未软缩时，捏住套口和阴茎一并取出。

2. **女用避孕套** 可以防止精子进入其阴道。在性交前放入，性生活时确保阴茎进入避孕套并保持其中。性生活后，握住外环旋转一周取出。

3. **作用原理** 隔离阴茎与阴道，发挥物理屏障，阻止精子进入宫腔。

4. **避孕评价** 掌握正确使用方法，选择合适型号，每次性交时全程使用是实现高效避孕的关键。正确并持续使用比尔指数 2。只在易受孕期使用或只在射精前使用、佩戴不正确导致破裂，比尔指数可高达 15。如发现性生活过程中有破损、脱落，需要事后采取紧急避孕措施。避孕套反复使用、与油性润滑剂同用可减低避孕安全性。

5. **使用优势** 使用简单，获得方便，随时避孕。男用或女用避孕套均具有避孕和预防性传播疾病的双重作用，建议青少年或性伴侣不固定、存在性传播疾病感染风险的女性，在落实高效避孕措施的同时加用避孕套。由于不是高效避孕方法，不宜将避孕套作为人工流产后妇女首选的避孕方法。

（二）阴道隔膜或子宫颈帽

阴道隔膜的形状像一个浅杯。宫颈帽是一个顶针形状的杯子。在性交前将隔膜或子宫帽放置在阴道内，覆盖子宫颈以阻挡精子进入宫腔。

1. **作用原理** 覆盖宫颈外口，阻止精子进入宫腔，阻止精卵结合。

2. **避孕评价** 选择合适型号的阴道隔膜和宫颈帽，避孕失败率 6%。使用之前需要由医生帮助选择一个适合的型号。

3. **使用优势** 单次使用，避免口服药物不良反应和手术并发症的顾虑。

（三）避孕海绵

避孕海绵含有杀精药，被放置在阴道内，与子宫颈相吻合。性交前放置阴道，在最后一次性交后，必须将其留在阴道内至少 6h 后取出并丢弃。

1. **作用原理** 海绵中放入杀精药。一是屏障；二是杀死精子。

2. **避孕评价** 需要配偶双方配合使用，属于低效避孕方法。

3. **使用优势** 使用时间长达 24h。

（四）小结

屏障避孕法术后可以立即使用。由于受到使用者依从性，特别是配偶能否坚持和正确使用因素的影响，属于低效避孕方法，不能满足人工流产后妇女应采用高效避孕方法预防再次妊娠的要求，因此不宜将屏障避孕法作为首选的避孕方法。对于男女一方或双方存在感染性传播疾病风险的服务对象应在落实高效避孕措施的同时加用避孕套。人工流产后应该为服务对象提供免费的避孕套，以满足不同人群的需求，以及保证其在人工流产后随时使用。

五、外用杀精药

通过杀死精子起作用，有几种形式——泡沫、凝胶、乳霜、薄膜、栓剂或药片。在性交前 30min 放入阴道，并且性交后需要留置于原位至少 6～8h。

1. 作用原理　起化学屏障作用，杀死精子，避免受精。

2. 避孕评价　正确并持续使用，避孕失败率为 18%，属于低效避孕方式。杀精药可以与男用安全套、子宫颈帽共同使用提高避孕率。

3. 使用优势　没有其他避孕方式时使用或对佩戴避孕套不适时使用，不建议常规使用，使用前注意药物有效期。

六、永久避孕法

永久避孕法适合于夫妻双方永久无生育需求或因为某种器质性疾病（如心脏病、肝肾疾病、某些遗传病等）不宜妊娠者。

（一）女性绝育

1. 输卵管绝育术　采用手术方法结扎、切断、电凝、环套、输卵管夹阻断双侧输卵管或输卵管切除，从而阻断精子和卵子相遇并阻断受精。可以经腹或者经腹腔镜手术。

2. 经阴道输卵管药物黏堵术　经阴道插入输卵管导管，透视监视下缓慢向双侧输卵管推入黏堵剂，黏堵术后输卵管内膜即形成纤维瘢痕闭塞，达到绝育目的。

3. 作用原理　阻断输卵管，从而使卵子与精子不能相遇。

4. 避孕评价　女性绝育术避孕失败率为 0.5%。

5. 使用优势　女性可以在剖宫产、剖宫取胎术或其他开腹手术（有感染可能的手术例外）同时实施，人工流产后、引产术后即刻、产后 7 天内、取出 IUD 48h 内行绝育手术。女性绝育术后即可生效，节约住院时间和费用。

（二）男性绝育

1. 输精管绝育术　是输精管切除（结扎）术、各种输精管阻塞术与非阻塞术的总称，该手术可以阻止男性精子排出，术后 12 周射精体液中精子数量降至 0。在精子计数下降到 0 之前需采取其他避孕方式。

2. 作用原理　阻断输精管，射出的精液中不含精子，无法受精。

3. 避孕评价　男性绝育术术后失败率为 0.1%。

4. 使用优势　这是安全、简单、经济、能发挥永久性避孕效果的高效避孕方法。是永久无生育要求和不宜生育者的最佳避孕方式。手术可以住院或在日间手术门诊进行，切口小，恢复快。

（三）小结

男性、女性绝育术无论何种术式，均操作简单、不良反应少，并且是安全、有效的永久避孕方法，避孕效果好，但由于存在不可逆性，术前帮助服务对象做好咨询，夫妇双方在充分知情的情况下做出自主决策，签署同意书。对于仅生育一胎或孩子尚小的妇女来说，建议选用其他可逆性的避孕方法。

七、不建议使用的低效避孕方法

（一）易受孕期知晓法（俗称"安全期"）避孕

又称自然避孕法，是通过推算排卵日期，在易受孕期进行禁欲而达到避孕目的，包括日历表法、基础体温法、宫颈黏液法。月经周期规律的女性，排卵通常发生在下次月经前 14 日，排卵前后 4～5 天为易受孕期，其余时间视为"安全期"。

（二）体外射精法

体外射精（coitus interruptus）是指在性生活时，即将发生射精时，将阴茎抽出，使精液射在女性体外的一种方式，也称为性交中断法和撤出法。男方射精之前，可能流出少量精子，或在撤出阴茎前射精，均有可能导致避孕失败。

（三）哺乳期闭经避孕法

哺乳期闭经避孕法（lactational amenorrhea method，LAM）是一种以女性产后哺乳伴有生理性闭经为原理的产后避孕方法。但需要满足以下 3 个条件，且达到每天一定的哺乳频次和时间，才能达到一定效率的避孕。

1. 产后 6 个月内。

2. 全程专一母乳喂养，按需哺乳，未添加辅食。

3. 产妇月经尚未恢复，处于闭经状态。

（四）小结

因排卵日会有波动，且监测排卵方法不精确，使用安全期避孕方法时，排卵规律的女性使用失败率为5%，月经不规律的女性使用失败率为24%；使用体外射精避孕方法时，男方不易控制和掌握，实际使用失败率为4%～27%；由于哺乳期初次排卵时间不确定，完全符合条件的LAM的非意愿妊娠率2%，且适用时间有限，不建议选用LAM作为首选的避孕措施。以上均属于低效避孕方法，避孕失败发生人工流产后重复人工流产、哺乳期人工流产均属于高危手术，应明确建议服务对象不要使用。对使用这些方法导致意外妊娠人工流产的女性，需要明确避孕失败原因，不应存有侥幸心理，引导其改用高效避孕方法。

八、紧急避孕

紧急避孕，是指在没有采取避孕措施（无防护）或避孕失败（避孕套破裂或滑落、漏服避孕药等）的性生活后，在有效时间内采取的一种补救措施。有紧急避孕药和含铜IUD两种。紧急避孕药（emergency contraceptive pill，ECP），是通过抑制卵泡发育、抑制或延迟排卵、影响子宫内膜发育、干扰着床等不同环节，来达到预防非意愿妊娠的发生。

（一）单方孕激素紧急避孕药

包括左炔诺孕酮片（每片含左炔诺孕酮0.75mg或1.5mg）、左炔诺孕酮肠溶胶囊（每个胶囊含左炔诺孕酮0.75mg或1.5mg）。具体用法是性交后72h内口服0.75mg，越早服用越好。间隔12h再服0.75mg。或者单次口服1.5mg。

（二）抗孕激素紧急避孕药

属于选择性孕激素受体调节药，其避孕机制主要通过竞争性结合孕激素受体，使黄体酮活性受抑制。①米非司酮片（10mg、25mg），性交后72h内服用1片，空腹或进食2h后，口服，1片，服药后禁食1～2h。②醋酸乌利司他，性交后120h（5天）内口服，1片。

紧急避孕药仅对此次性交有效，服用ECP后再次无保护性生活会增加妊娠的风险。如服药后2h内出现呕吐，需补服同等剂量的药物一次。多次服用可能会出现月经紊乱、头晕、恶心、呕吐等不良反应。ECP不影响今后生育，不会导致不孕。避孕失败发生异位妊娠者增加，需及时诊断处理。避免无保护性生活，采取常规、高效的避孕措施至关重要。

（三）含铜宫内节育器

性交后120h内放置，适合无放置宫内节育器禁忌证，且希望采用宫内节育器长期避孕的女性。

医务人员有义务为女性及其配偶普及避孕知识。医务人员通过咨询与宣教，依据每个女性个人情况，进行充分的知情选择，提供合理科学的避孕建议，并予以落实，达到避免非意愿人工流产、保护女性生殖健康、提供人口素质、预防妇女疾病的目的。

（栾艳秋　苏秋梅　郝建珍）

参考文献

[1] 武向飞，黎荔. 妇女宫内节育器放置的影响因素及研究进展 [J]. 中国妇幼保健，2016，31（10）：2237-2239.

[2] Van-Kets H，Vrijens M，et al.The frameless Gyne Fix in trauterine implant：a major improvement inefficacy，expulsion and tolerance[J].Adv Contracept，1995，11：131142.

[3] 中华医学会计划生育学分会. 人工流产后计划生育服务指南 [J]，中华妇产科杂志，2011（4）：319-320.

[4] Pakarinen P，Toivonen J，Luukkainen T. Randomized comparison of levonorgestrel- and copper-releasing intrauterine systems immediately after abortion，with 5 years' follow-up[J]. Contraception，2003，68（1）：31-34.

[5] Andersson K，Batar I，Rybo G. Return to fertility after removal of a levonorgestrel releasing intrauterine device and Nova T[J]. Contraception，1992；45：575-84 .

[6] 世界卫生组织. 避孕方法选用的医学标准，2015.

[7] 北京市计划生育技术服务规范，2019.

[8] WHO. Medical eligibility criteria for contraceptive use（Fifth edition），2015.

[9] WHO. Family Planning A Global Handbook for Providers，2011.

[10] Yan Che，Xiaoting Liu，et al. Oral contraception following abortion：A systematic review and meta-analysis[J]. Medicine，2016，95（27）.

[11] 国家人口计生委科技司. 世界卫生组织计划生育服务提供者手册 [M]. 北京：中国人口出版社，2009.

[12] Trussell J. Contraceptive failure in the United States. Contraception[J]，2011，83（5）：397-404.

[13] Andersson K，Batar I，Rybo G. Return to fertility after removal of a levonorgestrel releasing intrauterine device and Nova T[J]. Contraception，1992，46(6)：575-584 .

[14] 覃太洲，谢利，乔林，熊英，徐克惠. 依托孕烯皮下埋植剂使用现状调查研究 [J]. 实用妇产科杂志，2015，31（03）：217-220.

[15] 北京市健康委员会. 北京市计划生育技术服务工作规范，2019.

[16] 程利南. 紧急避孕药的安全性 [J]. 实用妇产科杂志，2014，30（7）：488-490.

第7章　避孕方法的个体化选择

一、复习知识点

（一）3 条关键信息

1. 早孕人工流产后最早 2 周即可恢复排卵，如果不避孕，在首次月经前即可能再次妊娠。

2. 人工流产后 1 年内，特别是 6 个月之内再次妊娠，如果继续妊娠至分娩，对母儿存在较大风险；再次选择人工流产属于高危流产。因此，人工流产后应该立即落实高效避孕措施。

（二）比尔指数

比尔指数（Pearl index，PI）是评价某种避孕方法的有效性的一个指标，是指每 100 名妇女使用某种避孕方法 1 年所发生的妊娠数。若比尔指数是 1，指的是 100 名妇女在 1 年内使用某种避孕方法，有 1 名妇女发生了意外妊娠。

比尔指数越高，避孕方法失败率越大。反之比尔指数越低，避孕方法就更有效。

（三）避孕方法完美使用和一般使用

"完美使用"是指正确（严格按照产品和技术的使用说明）及不间断（坚持）地使用某种避孕方法。"一般使用"是指不坚持或不正确使用某种避孕方法。

（四）临床常见的避孕方法

宫内节育器具（IUC）、女用激素避孕药具（包括复方口服避孕药、长效避孕针、皮下埋植剂、阴道避孕环、紧急避孕药等）、输卵管或输精管绝育术，以及其他避孕方法（屏障避孕法、阴道杀精药、安全期法、体外排精法等）。

（五）"高效避孕方法"和"非高效避孕方法"概念

1. 高效避孕方法　是指比尔指数＜1 的避孕方法，包括 IUC、皮下埋植剂、长效避孕针这类 LARC 方法，男性绝育术、女性绝育术这类永久避孕方法，以及完美使用的 COC。

2. 非高效避孕方法　高效避孕方法以外的其他避孕方法均为非高效避孕方法。

(1) 有效避孕方法：比尔指数在 2～9。包括男用或女用避孕套、安全期法、体外排精法等，强调必须长期坚持和正确使用，否则失败率较高。

(2) 效果较差的避孕方法：比尔指数 > 9。包括阴道杀精药（各种外用避孕药）属于效果较差的避孕方法。

（六）小结

上述避孕方法中，IUC、皮下埋植剂、长效避孕针（CIC）、输卵管或输精管绝育术属于长效避孕方法，其中前 3 种为长效可逆避孕方法（LARC）。复方口服避孕药（COC）、男用或女用避孕套、安全期法、体外排精法、外用避孕药等属于短效避孕方法（见附录 A）。

二、人工流产后避孕方法选择

人工流产后避孕服务是旨在为预防人工流产妇女再次发生非意愿妊娠、避免重复人工流产所提供的一系列标准服务流程。

人工流产对妇女生殖系统及其功能的危害，随人工流产次数增加而加重。

在接受人工流产服务过程中，通过集体宣教、一对一咨询提高人工流产妇女（包括配偶、伴侣及亲友）主动避孕的意识，选择并立即落实高效避孕方法。

不同状态、不同时期、生理状况不同，对避孕方法选择存在差异。通过个体化宣教、充分咨询指导，使不同时期不同状态妇女及其伴侣知晓避孕信息，包括可选避孕方法种类及特点、避孕效果、使用方法和年限、使用时常见不良反应及可能出现风险、停用后生育恢复、避孕之外健康获益、如何开始或终止等，根据具体情况进行针对性推荐。参考国内外服务指南或技术规范，尤其是 WHO《避孕方法选用的医学标准（第 5 版）》《安全流产：卫生系统的技术和政策指南（第 2 版）》，针对服务对象的具体情况，做出如下推荐。

（一）针对不同生育需求的人群

1. 人工流产后 2 年内无生育计划的妇女和伴侣　推荐选择长效可逆的避孕方法，包括 IUC、皮下埋植剂、长效避孕针等。对于不准备选择长效可逆的避孕方法的妇女，推荐选择短效可逆避孕方法，如 COC、坚持并正确使用避孕套等。

2. 已完成生育计划妇女和伴侣　推荐选择长效可逆的避孕方法，如 IUC、皮下埋植剂、长效避孕针等。在充分告知和知情选择基础上可以实施女性或男性绝育术。对于女方再次妊娠存在高风险者推荐采取女性或男性绝育术。高危因素包括本次或既往为剖宫产瘢痕妊娠、前置胎盘尤其是胎盘植入史、多次剖宫产史、异位妊娠等不良孕产史。

3. 患有严重内外科疾病　再次妊娠可能危及生命的妇女（如严重心血管疾病、

肺功能不全、严重肝肾功能不全、严重内分泌疾病），告知妇女和配偶或伴侣和（或）亲友再次妊娠的严重危害和风险程度，建议实施女性或男性绝育术。

4. 近期内（2年内）有生育计划的妇女和伴侣　可以选择高效、短效可逆避孕方法，如复方口服避孕药、避孕套等，停药以后即可妊娠。若选择避孕套避孕，应指导如何正确使用避孕套。

（二）针对高危人工流产女性

1. 有2次及以上人工流产史　2年内无生育计划者，首选IUC和皮下埋植剂，并在人工流产后即时落实。近期内有生育计划，建议选择COC，指导其正确使用，以避免6个月内的再次妊娠。

2. 有多次剖宫产史　如果是在超声监测下实施负压吸宫术，手术顺利，残留发生的可能性不大，建议术中放置IUC（Cu–IUD或LNG–IUS）。皮下埋植剂避孕效果好，可在手术或药物流产临床确认完全流产后即时放置。

3. 感染流产或发生人工流产后子宫穿孔　不宜同时放置IUC，但对于2年内无生育计划者可选择皮下埋植剂。一般情况下，COC不受流产并发症的限制，可以在人工流产后即时使用。待人工流产并发症妥善处理后，应尽快转换并落实LARC方法。

4. 使用LARC失败　尽管IUC或皮下埋植剂的失败率均很低（PI＜1），但失败所致人工流产仍不能完全避免，应鼓励这些妇女在人工流产后继续选择此类避孕方法。皮下埋植剂的比尔指数是0.05，LNG–IUS比尔指数是0.2，低于含铜IUD的比尔指数（PI=0.8），可推荐使用。

5. 年龄≤19岁　经过充分咨询且排除禁忌情况后，可将IUC和皮下埋植剂作为一线避孕方法。对于暂不能或不宜使用者，可选择COC，并推荐同时使用避孕套，以减少性传播疾病的发生。

6. 智力障碍　无生育需求或无生育条件的智力障碍妇女，首选实施绝育术。月经期不能自我护理者，推荐选择LNG–IUS和皮下埋植剂，既能避孕，又能使月经量减少甚至闭经。

7. 有异位妊娠史或异位妊娠手术后　近期有生育要求者首选COC，强调坚持和正确使用。已完成生育或短期内无生育计划的妇女推荐使用IUC、皮下埋植剂，对于不再有生育计划的女性在充分知情的情况下也可实施女性绝育术。

8. 畸形子宫　由于宫腔形态异常不宜采取IUC避孕，近期有生育要求者首选COC，强调坚持和正确使用。已完成生育或短期内无生育计划的妇女推荐使用皮下埋植剂，对于不再有生育计划的女性在充分知情的情况下也可实施女性绝育术。

9. 瘢痕子宫　既往有子宫手术（如子宫肌壁间肌瘤剔除术、子宫腺肌病病灶切除术、剖宫产术、畸形子宫矫形术等）或子宫损伤（子宫穿孔、子宫破裂）。

短期内无生育要求，如人工流产手术顺利，可在术后即时放置IUC；如手术不顺利或宫腔条件不理想，可选择皮下埋植剂，对于不再有生育计划的女性在充分知情的情况下也可实施女性绝育术。近期内有生育要求的妇女，或手术不顺利者，可选择COC。

10.早孕药物流产后　在使用前列腺素当日、确认完全流产后即可开始服用COC或放置皮下埋植剂。使用前列腺素日实施清宫手术者，可同时放置IUC。药物流产1周以上因出血或流产不全行清宫术，因存在感染风险，原则上不宜同时放置IUC。推荐皮下埋植剂作为药物流产后可选择的LARC方法。

11.中期引产术后　中期引产胎儿娩出后24h内清宫者，可同时放置IUC，也可以选择放置皮下埋植剂、口服COC避孕。

（三）针对合并常见妇科疾病女性

合并子宫肌瘤、子宫内膜异位症和子宫腺肌病、子宫内膜增生、子宫内膜息肉、排卵障碍相关的异常子宫出血（AUB-O）、原发性痛经、盆腔炎症性疾病（PID）等疾病的妇女在人工流产后选择避孕方法时，既要考虑疾病对某种避孕方法的避孕效果的影响，也要考虑避孕方法对疾病的影响，希望在避孕的同时，还能兼顾疾病的治疗。已有证据提示激素避孕方法可带来较多的避孕外获益。

1.子宫肌瘤　子宫肌瘤是女性生殖器官最常见的良性肿瘤。合并子宫肌瘤的女性，如果没有子宫肌瘤的手术指征，人工流产后推荐选择COC、左炔诺孕酮宫内节育系统（LNG-IUS）、皮下埋植剂、长效醋酸甲羟孕酮避孕针（DMPA）等激素避孕方法。因为激素避孕在避孕的同时，有助于缓解子宫肌瘤引起的月经过多、痛经等症状。如果子宫肌瘤没有造成宫腔增大、变形，也没有月经增多等症状，也可以选择含铜IUD。

(1) COC：有证据表明低剂量COC不会引起肌瘤生长，相反还可能减少月经量及出血时间，因此国内外相关指南均推荐子宫肌瘤患者选用COC避孕。尤其是子宫肌瘤引起宫腔变形者。

(2) LNG-IUS：可抑制子宫肌瘤细胞的增殖和诱导凋亡。LNG-IUS可明显改善子宫肌瘤患者的月经过多症状，增加血红蛋白含量，并减小子宫体积。对照多中心研究放置LNG-IUS和Cu-IUD对比，放置LNG-IUS发生子宫肌瘤概率更低。WHO推荐，不伴有宫腔变形的子宫肌瘤患者，LNG-IUS是首选避孕方法之一。

2.子宫内膜异位症和子宫腺肌病　子宫内膜异位症和子宫腺肌病是引起妇女痛经和慢性盆腔痛的主要原因。激素避孕方法可以有效缓解子宫内膜异位症和子宫腺肌病引起的疼痛、月经量增多等症状。因此，建议此类患者人工流产后选择COC、

LNG-IUS、DMPA 或皮下埋植剂避孕，其中首选推荐 COC 或 LNG-IUS 避孕。

(1) COC：通过抑制排卵和子宫内膜生长，减少前列腺素分泌，从而缓解子宫内膜异位症和子宫腺肌病引起的痛经和月经量增多，COC 是治疗子宫内膜异位症相关疼痛症状的一线治疗药物。服用方法包括周期性服用和连续性服用。

(2) LNG-IUS：欧洲人类生殖与胚胎学会（ESHRE）指南推荐 LNG-IUS 用于治疗子宫内膜异位症相关疼痛，提高患者生活质量；LNG-IUS 广泛用于治疗子宫腺肌病，减小子宫内膜 - 肌层交界区厚度、子宫体积，在缓解疼痛和减少月经量方面优于 COC。建议采用具有避孕和二级预防疼痛双重功效的 LNG-IUS 或 COC 进行避孕，直至有生育需求。

(3) DMPA（醋酸甲羟孕酮避孕针）：随机对照研究显示，DMPA 与亮丙瑞林同样有效，均能抑制排卵、减少子宫出血，以及月经相关症状。长期使用可能会骨密度降低，建议列为备选方法。

(4) 皮下埋植剂：随机对照研究证明皮下埋植剂能有效减轻与子宫内膜异位症相关疼痛如性交痛、痛经和非月经性盆腔痛，其疗效和不良反应与 DMPA 相似。

3. 子宫内膜增生　与雌激素分泌过多而孕激素缺乏有关，常见于无排卵月经状态。分为无不典型增生和不典型增生。

LNG-IUS 可有效逆转增生的子宫内膜，是减少子宫内膜增生复发的二级预防方法。长期随访研究发现，放置 LNG-IUS 12 个月后子宫内膜增生的总体消退率为 94.7%，疗效优于口服孕激素。英国皇家妇产科医师协会和英国妇科内镜学会（RCOG/BSGE）2016 年《子宫内膜增生管理指南》推荐 LNG-IUS 作为一线治疗方法。因此有子宫内膜增生病史的女性，人工流产后推荐使用 LNG-IUS 避孕。

4. 子宫内膜息肉　与局部 ER 异常表达有关，复发率较高，因此，对于有子宫内膜息肉病史的女性，人工流产后首选推荐使用 LNG-IUS 或 COC 进行避孕。

(1) COC：具有促进子宫内膜萎缩和抑制子宫内膜生长的双重效应，口服 COC 能对抗子宫内膜局部高雌激素状态，避免子宫内膜过度增生，减少子宫内膜息肉复发。切除子宫内膜息肉后服用 COC 并随访 2 年，发现复发率明显低于未服用者。与单纯孕激素比较，COC 即可避孕，还可以控制周期，减少月经量及缩短月经天数，对复发的预防效果优于单纯孕激素治疗。

(2) LNG-IUS：左炔诺孕酮直接作用于子宫内膜，具有强力抑制子宫内膜增生，减少月经量并预防子宫内膜息肉的复发。

5. 排卵障碍相关异常子宫出血（abnormal uterine bleeding-ovulation，AUB-O）　排卵障碍包括稀发排卵、无排卵及黄体功能不足，常见于青春期、生育期、绝经过渡期；常见的疾病有多囊卵巢综合征、肥胖、高泌乳素血症、甲状腺疾病等。有上述疾病的女性，人工流产后推荐使用 COC 或 LNG-IUS 避孕，避孕同时调控月经周期及保护子宫内膜。

(1) COC：提供避孕同时可调整月经周期，预防子宫内膜增生和 AUB 复发。COC 通过抑制卵巢和肾上腺活性，改善 PCOS 相关的多毛、痤疮症状。

(2) LNG-IUS：减少 AUB 出血量，预防子宫内膜增生。对绝经过渡期 AUB-O 患者，绝经过渡期持续时间较长，AUB 反复发作，需要长期管理提高生命质量。LNG-IUS 联合雌激素补充治疗，抑制子宫内膜增生，保护子宫内膜降低内膜癌风险；LNG-IUS 全身血药浓度低，对脂质代谢、肝功能影响小，不增加心脑血管疾病风险。

6. 原发性痛经

(1) COC：通抑制下丘脑 - 垂体 - 卵巢轴，抑制排卵、抑制子宫内膜生长，降低前列腺素和加压素水平，有效缓解痛经，是治疗原发性痛经一线药物。

(2) LNG-IUS：通过缓慢释放左炔诺孕酮，抑制子宫内膜生长、使内膜不利于受精卵着床、使子宫平滑肌静止，可以有效避孕并治疗痛经。WHO 推荐 LNG-IUS 用于缓解重度痛经症状。对于合并原发痛经的人工流产后女性，推荐首选 COC 或 LNG-IUS 作为避孕方法，高效避孕同时可有效缓解痛经症状，提高其生活质量。

7. 盆腔炎

(1) COC：COC 中孕激素有助于形成子宫颈黏液栓，降低细菌的上行感染概率。持续应用 COC 可以减少月经量，预防因排卵障碍、子宫内膜异常等引起的异常子宫出血，从而降低子宫内膜炎、输卵管炎的发生率。对 PID 患者推荐避孕套联合 COC 作为优选避孕方法之一。

(2) LNG-IUS：IUS 是安全高效和长效可逆避孕方法，持续释放的孕激素使宫颈黏液变得很黏稠，降低病原体的上行感染，研究表明放置 LNG-IUS 的成年人或青少年 PID 发生率均较低，仅 0.4%～0.6%。放置 LNG-IUS 后发生 PID，可直接治疗，不需要取出 LNG-IUS。

PID 发生与性传播疾病（sexually transmitted disease，STD）密切相关，所以有 PID 病史的女性，人工流产后选择避孕方法时，不但要满足避孕需求，最好还能兼顾预防生殖系统感染和 STD 的发生，因此首选推荐此类患者使用避孕套联合 COC 或 LNG-IUS 避孕。

（四）小结

总之，不同状态不同时期妇女的生理状况有较明显的不同，因此对避孕方法的选择也存在差异。需要通过个体化的宣教、个体充分咨询指导，使不同时期不同状态妇女及其伴侣知晓避孕信息，包括可以选用的避孕方法的种类、特点、避孕效果、使用方法和年限、使用时常见的不良反应、可能出现的风险、停用后的生育恢复、避孕之外的健康获益、如何开始或终止使用避孕措施等。医生需要根据妇女的具体情况，全面评估妇女全身健康状况，进行个体化避孕方法推荐，保障避孕方法安全落实。

（杨　悦）

参考文献

[1] 中华医学会计划生育学分会. 人工流产后计划生育服务指南 [J]. 中华妇产科杂志，2011，46（4）：319-320.

[2] 吴尚纯，邱红燕. 中国人工流产的现状与对策建议 [J]. 中国医学科学院学报，2010，32（5）：479-482.

[3] 国家卫生和计划生育委员会. 中国卫生和计划生育统计年鉴 [M]. 北京：中国协和医科大学出版社，2015.

[4] 吴尚纯，张文，顾向应. 人工流产对生殖健康的不利影响 [J]. 中国计划生育学杂志，2016，24（1）：7-10.

[5] WHO. Medical eligibility criteria for contraceptive use（5th ed），2015.

[6] Wells PS, Anderson DR, Bormanis J, et al. Value of assessment of pretest probability of deep-vein thrombosis inclinical management[J]. Lancet, 1997, 350（9094）：1795-1798.

[7] Marshall AL. Diagnosis, treatment, and prevention of venous Thromboembolism in pregnancy[J]. Postgrad Med, 2014, 126（7）：25-34.

[8] Linnemann B, Bauersachs R, Rott H, et al. Diagnosis of pregnancy –associated venous thromboembolism–position paperof the Working Group in Women's Health of the Society of Thrombosis and Haemostasis（GTH）[J]. Vasa, 2016, 45（2）：87-101.

[9] WHO. Safe abortion：technical and policy guidance for health systems.2nd edition 2012[EB/OL]. [2018-04-15].

[10] 国家人口计生委科技司. 世界卫生组织计划生育服务提供者手册 [M]. 北京：中国人口出版社，2009.

[11] 中华医学会计划生育学分会. 临床诊疗指南与技术操作规范：计划生育分册 [M]. 北京：人民卫生出版社，2017.

[12] Sabbioni L, Petraglia F, Luisi S. Non-contraceptive benefits of intrauterine levonorgestrel administration：why not? [J].Gynecol Endocrinol, 2017, 33（11）：822-829.

[13] Bahamondes L, Valeria BM, Shulman LP. Non-contraceptive benefits of hormonal and intrauterine reversible contraceptive methods[J]. Hum Reprod Update, 2015, 21（5）：640-651.

[14] 周应芳. 注重子宫微创手术技巧，预防妊娠期子宫破裂 [J]. 中华妇产科杂志，2016，51（11）：832-834.

[15] 复方口服避孕药临床应用中国专家共识专家组. 复方口服避孕药临床应用中国专家共识 [J]. 中华妇产科杂志，2015，50（2）：81-91.

[16] Vilos GA, Allaire C, Laberge PY, et al. The management of uterine leiomyomas[J]. J Obstet Gynaecol Can, 2015, 37（2）：157-178.

[17] Xu Q，Qiu L，Zhu L，et al. Levonorgestrel inhibits proliferation and induces apoptosis in uterine leiomyoma cells[J].Contraception，2010，82（3）：301-308.

[18] Magalhães J，Aldrighi JM，de Lima GR. Uterine volume andmenstrual patternsin users of the levonorgestrel-releasing intrauterine system with idiopathic menorrhagia or menorrhagia due to leiomyomas[J]. Contraception，2007，75（3）：193-198.

[19] Sivin I，Stern J. Health during prolonged use of levonorgestrel 20 micrograms/d and the copper TCu 380Ag intrauterine contraceptive devices：a multicenter study. International Committee for Contraception Research（ICCR）[J]. Fertil Steril，1994，61（1）：70-77.

[20] Stewart EA. Clinical practice. Uterine fibroids[J]. N Engl J Med，2015，372（17）：1646-1655.

[21] 李静文，杨晓红.宫腔镜联合左炔诺孕酮宫内缓释系统治疗子宫肌瘤合并月经过多的临床分析[J].中华临床医师杂志（电子版），2013，7（22）：10354-10356.

[22] Hauksson A，Ekström P，Juchnicka E，et al. The influence of acombined oral contraceptive on uterine activity and reactivityto agonists in primary dysmenorrhea[J]. Acta Obstet Gynecol Scand，1989，68（1）：31-34.

[23] Dunselman GA，Vermeulen N，Becker C，et al. ESHRE guideline：management of women with endometriosis[J]. HumReprod，2014，29（3）：400-412.

[24] Vercellini P，Frontino G，De Giorgi O，et al. Continuous use of an oral contraceptive for endometriosis-associated recurrent dysmenorrhea that does not respond to a cyclic pill regimen[J].Fertil Steril，2003，80（3）：560-563.

[25] Haberal A，Kayikcioglu F，Gunes M，et al. The effect of the levonorgestrel intrauterine system on uterine artery blood flow 1 year after insertion[J]. Ultrasound Obstet Gynecol，2006，27（3）：316-319.

[26] Cho S，Jung JA，Lee Y，et al. Postoperative Levonorgestrel releasing intrauterine system versus oral ontraceptives after gonadotropin-releasing hormone agonist treatment for preventing endometrioma recurrence[J]. Acta Obstet GynecolScand，2014，93（1）：38-44.

[27] Crosignani PG，Luciano A，Ray A，et al. Subcutaneous depot medroxyprogesterone acetate versus leuprolide acetate in the treatment of endometriosis-associated pain[J]. Hum Reprod，2006，21（1）：248-256.

[28] Walch K，Unfried G，Huber J，et al. Implanon versus medroxyprogesterone acetate：effects on pain scores inpatients with symptomatic endometriosis--a pilot study[J].Contraception，2009，79（1）：29-34.

[29] Kim MK，Seong SJ，Kim JW，et al. Management of Endometrial Hyperplasia With a Levonorgestrel-Releasing Intrauterine System：A Korean Gynecologic-Oncology GroupStudy[J]. Int J Gynecol Cancer，2016，26（4）：711-715.

[30] RCOG/BSGE. Management of endometrial hyperplasia.Green-top Guideline No. 67. RCOG/BSGE Joint Guideline，February 2016[EB/OL]. [2018-04-15].https：//www.rcog.org.uk/globalassets/documents/guidelines/green-top-guidelines/gtg_67_endometrial_hyperplasia.pdf.

[31] Peng X，Li T，Xia E，et al. A comparison of oestrogen receptorand progesterone receptor expression in endometrial polyps and endometrium of premenopausal women[J]. J Obstet Gynaecol，2009，29（4）：340-346.

[32] 王威．王晓晔．宫腔镜子宫内膜息肉切除术后口服避孕药或放置左炔诺孕酮宫内缓释系统对预防复发的作用 [J]. 中国微创外科杂志，2013，13（3）：249-251，261.

[33] Wada-Hiraike O，Osuga Y，Hiroi H，et al. Sessile polyps and pedunculated polyps respond differently to oral contraceptives[J]. Gynecol Endocrinol，2011，27（5）：351-355.

[34] 顾芳．宫腔镜联合达英 -35 治疗子宫内膜息肉的疗效 [J]. 江苏医药，2015，41（22）：2771-2772.

[35] 滑玮，邹伟，刘朵朵，等．宫腔镜下子宫内膜息肉切除术后应用不同类型药物预防复发的疗效分析 [J]. 现代医药卫生，2013，29（5）：672-674.

[36] Roman H，Loisel C，Puscasiu L，et al. Management of menometrorrhagia in women with and without pregnancy intention：hierarchy of therapies[J]. J Gynecol Obstet BiolReprod（Paris），2008，37 Suppl 8：S405-417. DOI：10.1016/S0368-2315（08）74781-1.

[37] 蔡惠兰，丁香翠，钱蓉蓉，等．左炔诺孕酮宫内缓释系统对子宫内膜息肉切除术后子宫内膜的影响 [J]. 中华医学杂志，2012，92（3）：200-202.

[38] 中华医学会妇产科学分会妇科内分泌学组．异常子宫出血诊断与治疗指南 [J]. 中华妇产科杂志，2014，49（11）：801-806.

[39] 中华医学会妇产科学分会绝经学组．功能失调性子宫出血临床诊断治疗指南（草案）[J]. 中华妇产科杂志，2009，44（3）：234-236.

[40] Practice bulletin no. 136：management of abnormal uterine bleeding associated with ovulatory dysfunction[J]. ObstetGynecol，2013，122（1）：176-185.

[41] Wildemeersch D. Why perimenopausal women should consider to use a levonorgestrel intrauterine system[J]. Gynecol Endocrinol，2016，32（8）：659-661.

[42] Burnett M，Lemyre M. No. 345-Primary Dysmenorrhea Consensus Guideline[J]. J Obstet Gynaecol Can，2017，39（7）：585-595.

[43] Ekström P，Akerlund M，Forsling M，et al. Stimulation of vasopressin release in women with primary dysmenorrhea and after oral contraceptive treatment—effect on uterine contractility[J]. Br J Obstet Gynaecol，1992，99（8）：680-684.

[44] Burkman R，Schlesselman JJ，Zieman M. Safety concerns and health benefits associated with oral contraception[J]. Am JObstet Gynecol，2004，190（4 Suppl）：S5-22. DOI：10.1016/j.ajog.2004.01.061.

[45] Birgisson NE，Zhao Q，Secura GM，et al. Positive Testing for Neisseria gonorrhoeae and Chlamydia trachomatis and the Risk of Pelvic Inflammatory Disease in IUD Users[J]. JWomens Health（Larchmt），2015，24（5）：354-359.

[46] Turok DK，Eisenberg DL，Teal SB，et al. A prospective assessment of pelvic infection risk following same-daysexually transmitted infection testing and levonorgestrel intrauterine system placement [J]. Am J Obstet Gynecol，2016，215（5）：599.e1-599.e6.

[47] Gemzell-Danielsson K，Apter D，Dermout S，et al. Evaluation of a new，low-dose levonorgestrel intrauterine contraceptive system over 5 years of use[J]. Eur J Obstet Gynecol ReprodBiol，2017，210：22-28.

第8章 咨询的技巧和内容

一、概述

人工流产后避孕服务中最重要的环节是咨询，主要的两种服务形式为规范化的一对一咨询（即单独咨询）和集体宣教，目的为即时落实高效的避孕方法，从而达到避免重复人工流产给女性生殖健康带来危害的效果。在这环节中医生及护理团队的咨询技巧是工作效果好坏的关键，咨询的质量常常可以通过人工流产后避孕服务的效果评价指标进行评估，如即时高效或长效避孕方法的落实率、避孕方法的续用率、1年内本医疗机构重复人工流产发生率等。

咨询服务强调以人为本，信息服务与医疗质量服务并重，三级预防并重，服务对象与配偶并重，医生与护士的参与和职责并重。

（一）人工流产后避孕咨询服务的概念

在人工流产后避孕咨询服务中，咨询人员分析服务对象避孕失败的相关因素及情节，本次人工流产的风险点，找到问题切入点，针对服务对象的顾虑有针对性的解决相关困扰，通过与服务对象平等、尊重和双向地互动交流，确定服务对象的一般需求，探究服务对象深层次需求，评估其对避孕知识的了解程度，以及对生育需求的计划或迫切程度，帮助服务对象认识生殖健康风险和改变风险行为，让服务对象做出知情自主自愿和可行的决定，使服务对象在离开人工流产机构前具有预防非意愿妊娠的意识、知情选择适合自己的避孕方法，并获取避孕药具以保证落实、具备理解并坚持正确使用的信心和决心的这一过程，就是人工流产后避孕咨询服务。

（二）咨询服务人员在人工流产后避孕服务中的主要任务

为达到理想的服务效果，提供优质的咨询服务，咨询人员需要做到以下几点。

1. 了解服务对象的一般情况及需求、夫妻双方对避孕知识的了解程度，对生育的态度与生育计划。

2. 分析意外妊娠的因素及本次人工流产的风险，以及对以后生殖健康的影响程度。

3. 评估服务对象的知识层次由浅入深提供常见的高效避孕方法，解除顾虑。

4. 帮助服务对象及其性伴做出改变风险行为的决定，落实即时避孕。

（三）咨询服务中的人际交流

1. 在人工流产后避孕服务中的人际交流就是个人与个人、个人与群体间面对面或非面对面（随访中）的，直接、双向的信息交流和分享。

2. 人际交流的种类。在人工流产后避孕服务中人际交流的种类按其存在的形态和运作方式主要有两种。

(1) 个体与个体交流：即个人和一个人的思想观念、情感信息方面的交流，这是一种线性交流。个体与个体的交流是人际交流最普通、最基本的交流形式，包括面对面的交流和非面对面的交流两种形式。在人工流产后避孕服务中主要在单独咨询环节，以及术后随访环节中最能体现。通过这种方式能有效地解决对象的个性化问题，达到适应个人特点的解决方案。

(2) 个体与群体交流：主要指一个人同时和许多人在一起进行面对面的信息交流。这种交流在面对面的情况下进行，可以说是一个人与诸多人的交流集合。在人工流产后避孕服务中，集体宣教通过咨询员为前来终止妊娠的夫妇双方提供避孕及人工流产方面的知识，并提出相对应的问题，服务对象个别人进行回答，一般认定为代表个人或者当时群体的观点，是一种复合式的人际交流。

3. 人际交流的原则：人际交流的特殊性决定有其必须遵从的基本原则。

(1) 真诚原则：人际交流的过程其实就是人与人之间意识形态、情感、知识、尊严、理解等一系列信息的分享与互换，在人工流产后避孕服务中只有服务对象感到医护咨询员真诚直言，才能双方配合达到统一的目标。

(2) 对等互敬原则：在人工流产后避孕服务中双方在信息的传递过程中，地位平等，都是传者和受者的角色。若提供咨询或者服务对象认为自己高高在上，而另一方只能无条件接受，则根本谈不上交流，势必影响咨询效果。心理学研究表明，人人都有受到尊敬、被人肯定的心理需求，满足这一需求，双方的交流才能维系。在人工流产后避孕咨询服务中，咨询员与服务对象之间存在知识上的不平衡，服务对象习惯于让咨询医护人员为他们做出决定，咨询人员应该调动服务对象的主动参与的积极性，充分尊重和理解服务对象的真实需求和想法。

(3) 守信互利：在人工流产后避孕服务中说话算数，实事求是提供各种避孕方法的适应证、不良反应，应用时机，在咨询中首先考虑的是对方的利益，不能唯利是图，倘若只顾自己利益不顾服务对象的利益，是不会获得良好的交流效果的。

(4) 目标一致：在人工流产后避孕服务中咨询员所传播的信息内容符合人工流产后避孕工作内容和目标，不能内容混乱，使人难以捉摸，影响服务对象对信息内容的认知和确认。

4. 人工流产后避孕服务中人际交流的语言和非语言技巧，具体包括以下几个方面。

(1) 语言交流技巧：语言，是人们相互间用来表达思想感情、交流有关信息、说服别人争取配合的重要工具之一。语言交流过程中应建立良好的人际关系，不仅要重视医学伦理道德，还要培养有效的人际沟通技巧。积极的语言交流态度，具备以下特点。

① 热情真诚：应体现有交往的意识，使人感到生动活泼、谦虚热情、有亲切感，如打招呼"您好""请坐""您今天来到这需要怎样的帮助"真诚的语言，不仅表示对服务对象的尊重，还可以缓解许多服务对象的顾虑、担心、恐惧等心理压力。

② 准确简明：应用准确简单明了的语言向服务对象传递相关的避孕节育、性及生殖健康的知识和相关技巧，尽量少用专业术语，在交流中发现服务对象得到的错误信息，应该友善及时的纠正，消除误传，同时提供正确、针对性强、个性化的信息。

③ 通俗易懂：在人工流产后避孕服务中通俗易懂的语言可以使更多的服务对象接受理解所传信息的内涵。应根据服务对象的年龄、文化程度、职业、夫妇双方的生育史、婚姻状况等特征，选择服务对象能够理解和接受的语言传递信息。

④ 恰当得体：在服务中语言和行为要与服务对象的特征、问题、期望和咨询所处的语言环境相协调和适应。

⑤ 用心倾听：用心倾听要注意庄重、严肃、避免庸俗，体现责任感。用心倾听要倾听服务对象所说的事实、道理、问题及其对目前避孕及生育问题的对策，咨询员要仔细分析这些信息中可能隐含着的服务对象的观点、情绪和需求。

⑥ 有效地提出问题：咨询员为获得所需要的回答，就需要讲究问的技巧，做到问得好，问得巧，问得有效。在提问过程中应注意场合、服务对象的心境，掌握好气氛，有目的的提问，注意语言语句的选择，有讲究的询问。

(2) 非语言交流技巧：是相对语言存在的，有声音语言、肢体语言、环境语言。主要分为有声非语言和无声非语言两大类。

① 有声语言技巧：主要是通过语音、语调——低音、高音、长音、重音传递信息。在人工流产后避孕服务中，要掌握有声非语言技巧，结合服务对象的综合情况，给予情感支持和心理支持，给予适宜的咨询指导。

② 无声语言技巧：指利用时间、空间、眼神、表情、手势、体姿、气味、色彩、教具及模具等多种因素来进行咨询中的人际交流的技巧。主要有以下几种。

● 时间语言：在咨询中咨询员应该了解人体生物钟，注意把握人的体力、情绪和智力倾向，尽量选择在体力、情绪和智力的"高潮期"安排工作和进行人际交往。

● 空间语言：咨询中每个人身体周围的空间称作"空间范围圈"。在咨询交流中要注意以下几点。第一，与人初次交往要保持一定距离。太近会使人感到不安和不自然，甚至厌烦。第二，随着交往的进展和熟悉程度的加强，双方将会相互适应，掌握时机，使距离"合理"地缩小。第三，与异性交往要保持严格距离（尤其男医生面对女性服务对象）。第四，年龄和性别会造成距离差别。育龄期女性最远，青少年居中。

- 眼神语言：咨询的人际交往中，眼神语言非常重要，咨询员不仅要运用眼神"说话"，传递诚恳、坚定、友善和信任，掌握用眼神的频率和时间，恰到好处；更要关注服务对象的眼神、视线的方向、盯着教具及模具或医生的时间长短，来辨别其内心的"语言"和其"问题所在"及其可能的隐秘。咨询员与服务对象的眼神接触时间不宜太长，一般 ≤ 6s。

- 手语语言：在咨询中传递信息的各种手势动作仅次于肢体语言。在人工流产后避孕服务中经常使用的一般为轻拍服务对象肩膀，以表示对服务对象观点的赞同、鼓励、表扬等。或者举拇指以表示夸奖。

- 体姿语言：包括静态体姿语言，蹲、站、坐等，在服务中避免跷二郎腿。动态体姿语言，如步态、侧转身体、身体前仰后合，在咨询中一定避免在椅子上摇摆不定前仰后合。体姿语言还包括头语，如点头、摇头，在咨询中一般要入座轻缓，不发出嘈杂的声音。坐下后，上身保持挺直，头部端正，目光平视前方或面对服务对象。

二、单独咨询

在人工流产后避孕服务中单独咨询是保证服务效果重要的一环，在这一环节中主要解决服务对象的主要矛盾，分析问题、解决问题，最终要与服务对象达成共识，术后即时落实高效避孕，认同避孕为保护生殖健康之理念，能够理解避孕节育控制生育的意义。在单独咨询中必须遵守的理念是以人为本、坦诚、不避讳谈性、价值中立、综合咨询。

单独咨询进行的时机，初次咨询应在人工流产前，避免在人工流产当日进行；在保证咨询质量的同时，为人工流产后立即落实避孕措施做好准备。术后随访也可以是一种非面对面的单独咨询，时间分别为首次随访，人工流产后 1 个月；中远期随访 3 个月、6 个月、12 个月，对提高使用避孕措施的续用率，解决服务对象可能存在的困扰有很大程度的帮助。

（一）咨询框架

在人工流产后避孕服务中经常以聚集（GATHER）框架为蓝本进行单独咨询服务，这是确保咨询服务人员以服务对象为中心的重要工具，它主要强调了如何了解服务对象并一起交谈，而不是暗示服务对象。确保知情选择是聚集框架的关键因素。可以概括为"3 个 6"，即 6 项原则、6 个步骤和 6 个主题。

1.6 项原则

(1) 营造和谐氛围，建立良好关系：咨询的医生或者护士应持热情、关心和真诚的态度欢迎服务对象，进行自我介绍，营造和谐、舒适的氛围，以取得服务对象的信任，使其信赖与医生或护士（咨询员）交谈自己的事情。

(2) 尊重、赞扬和鼓励服务对象的积极参与，最重要的是尊重对方的价值观：对服务对象诚恳的赞扬和鼓励，是对服务对象个人努力解决生殖健康问题的尊重。不同文化背景，人与人之间的尊重有不同的习惯，还要考虑服务对象的教育背景及社会经济地位所造成的权利不平衡，考虑其男伴对服务对象的影响程度，解决相应问题，帮助服务对象找到克服困难的途径。

(3) 保持尊重、平等和不评判的信念与态度，还要设身处地（移情）：不宜主观判断，批评服务对象，一定表现出对服务对象的关注，鼓励男伴或丈夫参与，给予勇气、信心和希望。例如，面对一个 RPR 或 TPPA 阳性的服务对象，不能直接将咨询员的情绪或有判断性的言语用于咨询当中。咨询员的情绪和服务对象的感觉，将直接影响服务对象对提供服务的方式、内容的态度，进而将会对最后的决策，以及是否能达到咨询的目标而产生影响。

(4) 确定需求：了解一般需求和探究深层次的需求。当服务对象讲述完困惑或问题时，咨询员应该认真总结，必要时重复提问，仔细倾听，使服务对象认为医护人员真正了解自己的意思和想法，予以信任，由此方能更好地提供准确、有用的信息，以协助对象解决问题。

(5) 承诺保密：在咨询过程中会涉及很多的个人隐私及敏感问题，这些信息必须对咨询过程以外的其他人保密，包括服务对象的亲属。必须记得 3 种承诺保密的方法，即语言承诺、非语言承诺和条例承诺。例如，在实际工作中经常有服务对象本人要求对其生育史进行保密的要求，作为咨询员一定不能把服务对象的要求作为饭后茶余的谈资，时刻要承诺保密原则。

(6) 知情选择：咨询人员应向服务对象提供他们所需的信息和相关对策的想法，以便服务对象做出知情、自主和自愿的决定。签订知情同意书（附录 F）。

2.6 个步骤 单独咨询中聚集框架的 6 个步骤是具体实施过程。

(1) 问候（greet，G）：建立联合好关系。友善的招呼、自我介绍、申明保密性，请服务对象坐下，备有健康宣教的小册子或宣传单便于取阅。告诉服务对象他们需要什么都可以提问。

(2) 询问（ask，A）：利用有效的提问和倾听技巧，收集相关问题（附录 C），了解基本情况、了解生育和避孕情况，分析避孕失败的原因，了解服务对象对避孕方法所了解的程度，生育计划等，确定需求。

(3) 告知（tell，T）。

① 建立正确避孕观念："立即""高效""长期"。

② 告知人工流产的危害和可能的并发症：针对不同服务对象的生育史，有针对性地选择告知人工流产的危害和可能的并发症。对于医疗机构而言在保证单独咨询质量的同时，还要减少服务对象的等候时间，对单独咨询的具体内涵而言，本就是解决实际问题，故有针对性的告知风险及个体化提供服务尤为重要。对于有重复人工流产高危倾向的群体（附录 E），特别应强调重复人工流产对远期生育能力和今后妊娠结局的影响，1 年内，尤其是 6 个月内重复人工流产的危害最大，属"高危人工流产"。

③ 强调 3 条关键信息。

- 人工流产后再次妊娠的风险。
- 人工流产后应立即落实避孕措施。
- 必须有坚持和正确使用避孕方法的信心。

(4) 协助（help，H）：协助人工流产女性做出知情选择，针对其自身状况和需求，结合避孕方法的特点，权衡利弊帮助服务对象自主决策选择适合的避孕方法。

(5) 讲解（explain，E）：对拟选择的方法做进一步介绍，促进落实和提高依从性，指导正确使用，讲解可能遇到的不良反应和处理方法。例如，避孕套破裂怎么办？服用短效口服避孕药物出现阴道出血是否正常？回答疑问，解除顾虑。告知补充药具的途径。

(6) 随访（return，R）：告知服务对象定期随访的重要性和目的，预约随访日期，以便及时发现问题，指导正确使用（随访表见附录 G 和附录 H）。告知应当立即复诊的指征。

3. 6 个主题　在咨询的过程中，特别是在告知、协助和解释这 3 个步骤中，应向服务对象详细告知主要的技术信息。

(1) 有效性：避孕方法的成功率很大程度上取决于使用者的使用情况，应告知使用避孕方法的失败率。长期正确使用避孕方法，避孕的失败率才能与所知数据相符，否则将高于目前证据。

(2) 特点（优点与缺点）：有一点必须记住的是，一部分服务对象需要了解避孕方法的缺点，而另一部分人则更需要了解避孕方法的优点及额外的收益。

(3) 不良反应和并发症：避孕方法的不良反应，服务对象应该在使用前就知道，这样他们会更有充足的准备，使用这些方法的时间更长。应该知道哪些不良反应没有危险，没有影响健康，但可能会长期困扰服务对象。同样必要的是，服务对象应该知道，出现哪些症状就必须到医疗机构找医生就诊。

(4) 如何使用及发生问题怎么办：说明中应包括服务对象用错了怎么办，如漏服 COC 怎么办、复查时发现节育器位置异常、皮下埋置后摸不到植入剂怎么办等。

（5）生殖道感染、性病和艾滋病的预防：服务对象在可能患病的情况下应知道如何使用避孕套，特别需要强调的是，在使用长效避孕方法时，为了预防感染也要坚持、正确和全程地使用避孕套。

（6）随访：有许多需要回访的原因，有些方法需要回访以获得更多的避孕药补充。一般情况下，可告知服务对象有多个地方可获取。

（二）咨询技巧

1. 提问技巧　如何有效提问。以限制性问题开始，多使用非限制性问题，必要时采用追问性问题、尽量不提诱导性问题、每次只问一个问题。问一些可以鼓励服务对象表达需求的问题。避免以"为什么"开始提问。

2. 倾听

（1）专注：目光集中在对方面部，适时点头或说"嗯""是"，避免无关动作。

（2）不任意打断，耐心听取：设法帮助对方掌握谈话中心内容，适时引导转换话题。

（3）必要时给予反馈（释义）：是非常必要和关键的咨询技巧，确认已了解服务对象所说的内容，表现出对服务对象的关注与尊重。

3. 说释义　使用词句时，学会用通俗易懂的语言，使用短语短句。有效利用声音，应音调压低、频率放慢、音量减小、表现严肃、认真、亲切、友好。在语气上多用表扬鼓励、避免批评。

4. 非语言表达　表情保持微笑、目光接触成 45°、严肃、亲切而富于同情心。姿势方面保持合适的距离、正坐而略向前倾、放松、自然。动作方面可适当点头、座位挪近、轻拍肩部、避免使用冒犯手势或动作（男医生避免）。

5. 辅助工具的使用　直观教具是咨询室内必备的辅助用具。辅助用具包括模型（自制模型应符合实际，最好使用医疗教学模型）、实物、图片、手册 / 单页、幻灯片、视频等。

（三）单独咨询标准表述

各医疗机构可参照，也可以在实际工作中进行个体化完善，但基本信息和步骤应该全面，不遗漏（见附录 J）。

总之，在单独咨询的规范化服务中，规范化的服务要素有定人、定岗、定标准、定步骤、定记录。服务提供者相对于一个医疗机构而言服务理念要统一、技术信息要完善、要有咨询技巧。咨询员应具有关心和尊重服务对象的理念，理解人工流产后避孕服务的目标并掌握服务指南，热爱健康教育和咨询工作，选拔咨询员应以优秀的医生和护理人员为前提，单独咨询应该详知所有避孕方法的有效性、适应证及不良反应，并十分清楚不良反应的处理流程与时限。只有利用精湛的医疗技术与咨询步骤、原则相结合，利用好咨询技巧，方才能做好咨询服务。

三、集体宣教

人工流产后避孕服务中集体宣教，目的是针对人工流产女性的普遍性需求、提供兼具知识性和科普性的信息、提高人工流产女性对科学避孕的认识水平和态度、使其行为发生一定改变。与单独咨询服务可互相促进，相辅相成，最终达到人工流产后避孕服务的预期目标。

（一）开展集体宣教的场地和设施

1. 宣传教育场所　可利用候诊区或其他相对独立、封闭的区域，有条件的机构可以设立专用的宣教室。开展宣传教育的场所应环境安静、温度适宜、座椅舒适。

2. 设施　配备投影或视频播放设备，备有宣教展板，摆放生殖系统模型和避孕药具展示柜，以及可供发放的宣传资料。

（二）集体宣教的人员要求

一般要求经过培训的咨询员承担，可由医生或者护士经过正规培训，并取得咨询员证书的医护人员承担此岗位职责，目前大多数机构都由培训过的护理人员承担。

（三）集体宣教的步骤

1. 准备　咨询员应准备好讲课内容，最好是把需要强调的专业术语转换为通俗易懂的语言，尤其在一些高危服务对象的宣讲内容上要重点强调，准备演讲提纲和辅助工具如 PPT、图片、生理模型等，应该反复练习，作为集体宣教咨询员，应做到信手拈来、熟记于心。据统计，充分的准备工作可使怯场率降低 75%。

2. 开场　需要完成以下目标。引起听众的注意与兴趣，建立可信度与好感（亲和力很重要），强调阐明主题的重要性。

3. 主题内容　条理清晰、结构合理，注意应用衔接的技巧，如过渡、小结和语言表识（例如，首先……，其次……；最需要了解的是……）。

4. 结尾　强化中心思想。避免重复人工流产的发生，保护生殖健康；得出结论，即时落实高效、长效避孕措施。

5. 解答听众疑问

（四）集体宣教必须告知的内容信息

1. 告知人工流产的危害和可能的并发症

(1) 近期和远期可能的并发症。

(2) 特别应强调重复人工流产对远期生育力（不孕不育）和今后妊娠结局（早产、

胎儿死亡、胎盘异常）的影响。

(3) 告知 1 年内，尤其是 6 个月内，重复人工流产的危害最大，称为"高危人工流产"。

2. 强调 3 条关键信息

(1) 人工流产后再次妊娠的风险，即早孕人工流产后最快 2 周即可恢复排卵，如果不避孕，首次月经之前即可能再次妊娠。

(2) 人工流产后应立即落实避孕措施。

(3) 必须坚持、正确使用高效的避孕方法。

3. 高效避孕方法介绍

(1) 复方口服避孕药物（COC）的避孕机制及服用方法。

(2) 介绍含铜宫内节育器与含孕激素宫内缓释系统的避孕机制，简要说明各自的优缺点。

4. 强调复查　告知复诊时间、目的和内容需要立即来医院复查的情况。

（五）集体宣教的技巧

1. 引发兴趣　利用普遍的体验、震惊、好奇心、引文、反问。

2. 加强互动　注意听众的反馈，适当提问。

3. 加强说服的力度　举例、数据、利用实物、模型等视觉辅助工具。

4. 语言　应注意使用通俗、科普的语言，通过比喻、反问、举例等使表达更为生动。

5. 声音　声音洪亮、吐字清楚、注意音调变化、语速和停顿。

6. 形体语言　身体动作稳定自信。合理使用手势，与听众进行眼神交流。

（六）集体宣教提高效率的举措

1. 场地　应该舒适、相对安静、温馨，体现以人为本的理念。

2. 设备　放置位置合理，设备应有视频、PPT。

3. 开场　应建立良好关系（亲和力尤为重要），讲解应有互动、通俗、全面、准确，结尾应有归纳、强化，鼓励提问。

4. PPT 制作　应该图文并茂、重点突出、逻辑清晰、设计趣味。

（七）集体宣教标准表述

标准化的表述可减少漏掉的内容，标准化的表达只是基本要求，人工流产后避孕服务机构可根据自身机构服务对象的特点，进行完整化、精细化和趣味化，但传达出的专业信息要准确，内容涵盖但不限于标准的表达（附录 K）。

（张玥红）

参考文献

[1] 国家卫生健康委员会人事司. 生殖健康咨询师国家职业资格培训教程 [M]. 北京：中国人口出版社，2018.

第9章 人工流产后避孕的行政管理要求

人工流产是非意愿妊娠后采取的补救措施，非避孕措施。重复人工流产严重影响女性身心健康和生育能力，影响生殖健康。为贯彻新时期卫生与健康工作方针，推进预防为主、避孕为主服务落实，为完善计划生育服务工作，预防非意愿妊娠、规范人工流产后避孕服务，将系统开展人工流产后避孕服务纳入统一管理，与日常工作有机整合，严格按照《北京市医疗保健机构计划生育技术服务管理办法》，在审批范围内依法提供服务。

一、服务对象

在孕 27 周内因非意愿妊娠接受人工流产的妇女。（人工流产是指负压吸引术、钳夹术、依沙吖啶羊膜腔内注射等手术流产及包括药物流产。）重点关注人工流产高危人群。

二、工作目的

1. 提高服务对象及其配偶（伴侣）、亲属预防非意愿妊娠的意识和能力。

2. 提高服务对象人工流产术后即时使用高效、长效、可逆避孕方法，避免非意愿妊娠。

3. 降低服务对象人工流产术后 1 年内重复人工流产率，保护生育能力，保护妇女健康。

4. 完善计划生育服务工作，建立长效机制，通过规范开展人工流产后服务，不断提高计划生育技术服务水平。

5. 促进计划生育。

三、流程及内容

人工流产后关爱体现在术前初诊、手术当日和术后随访等环节。涉及内容包括宣传教育、指导人工流产后即时落实高效避孕措施等工作。人工流产后避孕服务内容包括宣传教育、一对一咨询指导、人工流产后即时落实避孕措施等服务。

（一）术前初诊

术前初诊主要采取集体宣传教育和一对一咨询方式，强调关键信息，使其了解人工流产的危害，增强防范非意愿妊娠的意识。推荐高效、长效、可逆避孕方法，指导服务对象解决避孕方法的使用问题，在充分知情的基础上自主作出选择，并做好咨询指导、随访登记记录。

（二）手术当日

手术当日利用术前等候和术后留观阶段，告知服务对象人工流产术后注意事项，针对已选择的避孕方法，讲解使用方法和可能发生的不良反应，强调必须坚持和正确使用，并告知需要及时复诊的征象。提供包括免费在内的避孕药具。预约下次随访日期。

实施人工流产后，针对服务对象进行首次随访，了解服务对象人工流产术后一般状况、月经恢复情况，以及避孕方法的使用情况。评估避孕方法使用的依从性，答疑解惑，指导服务对象持续坚持落实高效避孕方法。

（三）术后复诊

实施人工流产后 1 个月，针对服务对象进行首次随访，开展一对一咨询，了解服务对象人工流产后身体及月经恢复情况，评估避孕方法的使用情况。对于仍无意愿采用避孕措施的妇女，以及正在使用外用避孕药、易受孕期知晓法（安全期法）、体外排精法等失败率较高的避孕方法的妇女，应根据其生育计划，指导选择并落实高效避孕方法。需要时，为服务对象补充提供免费避孕药具。

在实施人工流产后 3 个月、6 个月和 12 个月分别进行再次随访开展多种形式的一对一咨询，重点针对人工流产高危人群和使用短效避孕方法者。了解避孕方法使用情况和依从性，指导服务对象后续坚持落实高效避孕方法。

四、人员要求

1.计划生育技术服务机构根据服务量要有相应岗位设置，人员配置至少 1～2 人，从事宣传教育、一对一咨询和随访服务。

2.服务人员应为接受过相关业务培训，掌握避孕节育、计划生育知识和相关服务技能，熟悉人工流产避孕服务流程，具备良好咨询沟通能力的医护人员。

3.设专人做好咨询指导、随访记录和统计、上报工作。具备条件的，应设置专用电话，由专人接听提供咨询，并用于随访。电话号码应提供给每一位服务对象，并在就诊区域公布。

五、设施要求

计划生育技术服务机构具备可以提供宣传教育和一对一咨询的场所。有条件的机构应开设计划生育专业门诊。

1. 一对一咨询场所应能满足保护隐私需要，原则上设立单独一对一咨询室，不具备条件的也可与诊室共用，并可满足服务对象及伴侣或家人同时参与。咨询场所应配备男女生殖系统模型、包括免费在内的常用避孕药具实物和各种宣传资料，为服务对象提供常用避孕药具知识供咨询指导，做到知情选择。

2. 宣传教育场所可利用候诊区或其他相对独立的区域，有条件的机构可以设立宣教室。环境应安静、舒适，配备投影或视频播放设备，备有宣教展板，摆放生殖系统模型和避孕药具展示柜，以及可供免费取阅的宣传资料。

3. 主要形式即通过在候诊区域播放科普视频、摆放宣传展板、放置宣传资料等方式，传播科学避孕及计划生育知识。鼓励采用微信公众号等新媒体方式，向服务对象推送科普信息。

六、提升服务能力

（一）完善服务网络

全市所有计划生育技术服务机构均要规范开展人工流产后避孕服务，将系统开展人工流产后避孕服务纳入统一管理，与日常工作有机整合。

（二）加强队伍建设

各区卫生计生委及计划生育技术服务机构以《临床诊疗指南与技术操作规范计划生育分册（2017修订版）》及《北京市计划生育技术服务规范》为依据，针对提供计划生育技术服务的专业技术人员、咨询人员、管理人员以及相关专业人员等开展培训、考核。

（三）强化质量管理

各区卫生计生委加强质量控制和监督指导，通过规范技术服务、强化流程管理及现场督导、资料审阅、信息管理等手段，强化人工流产后避孕服务规范开展。

（四）重视专科建设

按照国家卫生健康委员会《妇幼保健专科建设与管理指南（试行）》要求，以推进人工流产后避孕服务为切入点，通过强化计划生育技术服务，促进重点专科建设。

七、效果评价

（一）阶段性指标

辖区免费避孕药具覆盖率逐步提高；避孕咨询指导率逐步提高；人工终止妊娠后首次随访率逐步提高；妇幼卫生信息系统个案录入率达到 95% 以上。

（二）最终效果指标

重复人工流产率逐步降低（附录Ⅰ）。

八、工作要求

（一）规范开展服务

各区按照国家及北京市技术服务规范要求，推动所有计划生育技术服务机构规范提供人工流产后避孕服务。

（二）强化信息管理

各区要指导计划生育技术服务机构做好妇幼卫生信息系统个案录入，提升信息管理与信息利用水平。

（三）重视健康宣传

各区要充分发挥专家团队、计划生育技术服务机构、妇幼保健机构、基层医疗卫生机构和社会组织的作用，通过多种方式让公众了解避孕节育科学知识，了解人工流产对女性健康和生育能力的损害，提高公众防范非意愿妊娠的意识，提升安全避孕能力。

（米　鑫）

参考文献

[1] 国卫办妇幼发〔2018〕17 号：关于印发人工流产后避孕服务规范（2018 版）的通知.
[2] 京卫老年妇幼〔2018〕18 号：北京市卫生和计划生育委员会关于预防非意愿妊娠规范人工流产后避孕服务的通知.

附录 A 常见避孕方法概览

一、关于高效避孕方法

某种避孕方法每 100 名妇女完美使用 1 年，发生非意愿妊娠的人数＜1，即为高效避孕方法。

其中，"完美使用"是指始终严格按照产品和技术的使用说明，坚持和正确地应用某种避孕方法。

二、关于非高效避孕方法

高效避孕方法以外的其他避孕方法均为非高效避孕方法。

1. 若某种避孕方法每 100 名妇女完美使用 1 年，发生非意愿妊娠的人数在 2～9，则为有效避孕方法。

2. 若某种避孕方法每 100 名妇女完美使用 1 年，发生非意愿妊娠的人数＞9，则为效果较差的避孕方法。

三、常见避孕方法种类

附表 A-1 常见避孕方法使用第 1 年非意愿妊娠率

避孕方法			使用第 1 年非意愿妊娠率 [人／（100·年）]	
			完美使用	一般使用
高效避孕方法	长效避孕方法	含铜宫内节育器	0.6	0.8
		释放孕激素宫内节育器	0.2	0.2
		皮下埋植剂	0.05	0.05
		女性绝育术	0.5	0.5
		男性绝育术	0.1	0.15
		单纯孕激素避孕针	0.3	3
		复方雌 - 孕激素避孕针	0.05	3
		复方阴道环	0.3	8

（续表）

避孕方法			使用第 1 年非意愿妊娠率 [人／（100·年）]	
			完美使用	一般使用
高效避孕方法	短效避孕方法	复方口服避孕药	0.3	8
		复方透皮贴剂	0.3	8
非高效避孕方法	男用避孕套		2	15
	女用避孕套		5	21
	外用避孕药（膜剂、栓剂、凝胶）		18	29
	安全期法 *		5	25
	体外排精法		4	27

数据来源：世界卫生组织《避孕方法选用的医学标准（第 4 版）》
*. 安全期法指在女性月经周期的第 8～19 天避免性交实现避孕的方法

常见的高效避孕方法包括宫内节育器、皮下埋植剂、女性绝育术、男性绝育术、长效避孕针（单纯孕激素避孕针，复方雌 - 孕激素避孕针）、复方口服避孕药等。

有效避孕方法包括男用避孕套、女用避孕套、安全期法、体外排精法等，必须长期坚持和正确使用，否则失败率较高。其中安全期法、体外排精法，由于较难长期坚持和正确应用，在一般使用情况下，失败率较高，实际避孕效果较差。其中，"一般使用"是指未能始终按照产品和技术的使用说明，坚持和正确地应用某种避孕方法。

外用避孕药（膜剂、栓剂、凝胶）属于效果较差的避孕方法。

上述避孕方法中，宫内节育器、皮下埋植剂、女性绝育术、男性绝育术、长效避孕针属于长效避孕方法，复方口服避孕药、男用避孕套、女用避孕套、安全期法、体外排精法、外用避孕药等属于短效避孕方法。其中宫内节育器、皮下埋植剂、长效避孕针属于长效可逆避孕方法。

附录 B　人工流产后即时可选择的避孕方法介绍

一、高效避孕方法

（一）宫内节育器

宫内节育器是我国育龄妇女使用最多的长效可逆避孕方法。根据 WHO《避孕方法选用的医学标准》和中华医学会计划生育学分会《临床诊疗指南与技术操作规范——计划生育分册（2017 修订版）》，如无可疑或确诊的手术并发症，排除手术禁忌证后，早孕人工流产（负压吸宫术、钳夹术）手术和孕中期引产后均可即时放置宫内节育器，药物流产在使用米索前列醇当日清宫后，也可同时放置宫内节育器。人工流产术后即时放置宫内节育器，在一次手术过程中同时解决人工流产和避孕的问题，既可落实长效可逆避孕方法，也可减少施术次数。已诊断为感染性流产或流产前存在潜在感染风险的，均应当延迟放置宫内节育器。

（二）皮下埋植剂

皮下埋植剂为单纯孕激素的长效可逆避孕方法，排除手术禁忌证，终止妊娠后可即时放置。不受流产方式和有无流产并发症的限制。

（三）绝育术

绝育术为长效永久避孕方法，分为女性输卵管绝育术和男性输精管绝育术两类。对于已经完成生育计划的夫妇，可在常规检查无禁忌证后，知情自愿实施女性或男性绝育手术。

对于已经完成生育计划的夫妇，女方再次妊娠存在高危风险因素可能危及生命的，告知夫妇风险严重程度，指导知情自愿实施女性或男性绝育手术。上述高危风险，包括本次或既往为剖宫产瘢痕妊娠、前置胎盘尤其是胎盘植入史、多次剖宫产史、异位妊娠等不良孕产史等。

对于患有严重的内外科疾病，再次妊娠可能危及生命的妇女，告知夫妇风险严重程度，指导知情自愿实施女性或男性绝育手术。上述严重内外科疾病，包括严重心血管疾病、严重肺功能不全、严重肝肾疾病、严重内分泌疾病等。

（四）长效避孕针

避孕针分为复方雌－孕激素避孕针和单纯孕激素避孕针两类，为长效可逆避孕方法。排除禁忌证，在手术流产或药物流产后可即时使用避孕针。不受流产方式和有无流产并发症的限制。

（五）复方口服避孕药

复方口服避孕药为短效避孕方法。对于近期有生育计划，以及暂时未能决定落实长效可逆或长效永久避孕方法的妇女，复方口服避孕药是最容易落实的高效避孕方法。排除禁忌证，在手术流产后或者药物流产服用米索前列醇当日，可即时使用复方口服避孕药，不受流产方式和有无流产并发症的限制。需要说明的是，如能坚持正确使用，复方口服避孕药为高效避孕方法。

二、其他非高效避孕方法

（一）避孕套

避孕套为短效可逆避孕方法。可在恢复性生活时立即使用，但是必须坚持和正确使用，否则失败率较高，因此不宜将其作为人工流产后首选方法。男用或女用避孕套均具有预防非意愿妊娠或预防性传播感染的双重防护作用。对于男方或女方存在性传播疾病感染风险的服务对象，应当在落实高效避孕措施的同时加用避孕套。

（二）其他避孕方法

外用避孕药（膜剂、栓剂、凝胶）、安全期法及体外排精多是接受人工流产女性在流产前常使用的方法，因使用失败率较高，应当明确建议服务对象不再使用这类方法。如因某些特殊原因服务对象只愿意选择这类方法，则应当在其人工流产后离开医疗机构或计划生育技术服务机构前，对正确使用这些方法给予特别指导。同时告知紧急避孕使用指征及有效性，建议一旦需要紧急避孕，尽量复诊放置带铜宫内节育器，既为紧急避孕措施，也为长效可逆避孕措施。告知服务对象紧急避孕也可口服紧急避孕药。

附录 C 人工流产后避孕服务术前咨询记录表（参考样式）

术前咨询记录表

姓名 _____ 门诊号 / 病历号 _____ 咨询日期 _____

年龄 _____ 联系电话 _____ 联系人电话 _____

末次月经时间 _____ 年 ____ 月 ____ 日 孕 ____ 次 产 ____ 次

目前使用的避孕方法□ 1. 避孕套 2. 安全期 3. 体外排精 4. 复方口服避孕药

5. 外用避孕药（栓剂、膜剂、凝胶） 6. 长效避孕针

7. 皮下埋植剂 8. 宫内节育器 9. 未避孕

10. 其他，请详述

本次非意愿妊娠原因□ 1. 未避孕 2. 避孕失败 3. 说不清

是否存在人工流产高危风险□ 1. 否

2. 是，有 ____ 项，参见附录 D《人工流产高危因素
筛查表》

是否存在重复流产的高危风险□ 1. 否

2. 是，有 ____ 项，参见附录 E《发生重复人工流
产高风险因素筛查表》

拟选择的流产方式□ 1. 手术 2. 药物 流产日期

近期生育计划□ 1. 半年内 2.7～12 个月 3. 1 年后 4. 2 年后及以上

5. 暂无打算 6. 说不清

人工流产后拟选择避孕方法□ 1. 宫内节育器 2. 皮下埋植剂 3. 长效避孕针

4. 复方口服避孕药 5. 男用避孕套 6. 女用避孕套

7. 外用避孕药（栓剂、膜剂、凝胶）

8. 女性绝育术 9. 男性绝育术

10. 其他，请详述 _____

11. 未决定

预期使用的时间□ 1. 流产后即时 2. 流产后 2 周 3. 流产后 1 个月 4. 其他

咨询指导意见 _____

医师签名 _____ 日期 _____

附录 D 人工流产高危因素筛查表

编码	内　容	是	否
1	年龄≤19岁或≥50岁		
2	半年内曾做过人工流产		
3	1年内有2次或以上人工流产史		
4	人工流产总数>3次		
5	稽留流产		
6	哺乳期、剖宫产术后半年内或足月分娩后3个月内		
7	剖宫产后再孕史（包括剖宫取胎术后再孕）		
8	妊娠合并内外科疾病，尤其合并功能异常		
9	子宫手术史（如肌瘤剔除术、腺肌瘤剔除术）、生殖道手术史		
10	生殖器畸形或盆腔肿瘤导致子宫腔变形		
11	子宫位置高度倾屈		
12	宫颈暴露困难		
13	脊柱、下肢、骨盆病变致膀胱截石位困难		
14	既往有不良孕产史（产科大出血、人工流产并发症等）		
15	既往子宫穿孔、宫颈阴道段裂伤、伴阴道穹窿损伤		
16	可疑或确诊的剖宫产后瘢痕、宫角妊娠、宫颈妊娠、子宫峡部妊娠		
17	带器妊娠（包括宫内节育器变形、嵌顿等）		
18	外院人工流产手术失败史		
19	RH血型		

说明：1. 本表由医护人员在问诊和临床检查后填写。
　　　2. 对于存在高危因素的服务对象，应当在病历上予以标识，在实施人工流产前制定针对性预案，减少并发症发生风险。
　　　3. 在各环节咨询中应当向服务对象强调相关风险，并重点指导即时落实高效避孕方法。

附录 E 发生重复人工流产高风险因素筛查表

编码	内 容	是	否
1	年龄≤19 岁		
2	半年内曾做过人工流产		
3	1 年内有 2 次或以上人工流产史		
4	人工流产总数＞3 次		
5	近期或已多次使用过紧急避孕药		
6	未婚或性关系不稳定		
7	未与家人一起生活		
8	文化程度初中及以下		
9*	本次人工流产术后尚无计划使用长效可逆避孕方法		

*. 发生重复流产最为重要的高风险因素

说明：1. 本表由医护人员在问诊和临床检查后填写。

2. 对于存在重复人工流产高风险因素的服务对象，应当在病历上予以标识。

3. 在各环节咨询中应当重点指导即时落实高效避孕方法，推广长效避孕方法。

附录 F 人工流产后避孕服务知情同意书
（参考样式）

姓名 ＿＿＿＿＿＿＿＿＿＿　　年龄 ＿＿＿＿＿＿＿＿＿　　门诊号 / 病历号 ＿＿＿＿＿＿＿＿＿＿

医护人员已向我介绍了人工流产存在的风险和不利影响，我知晓并签署了针对此次人工流产术的知情同意书。在此基础上，医护人员又与我对本次人工流产后的避孕方法进行了交流。我理解以下内容。

1. 重复人工流产损害女性健康和生育能力，人工流产次数增多，输卵管阻塞、宫腔粘连、子宫内膜异位症等流产并发症，以及继发不孕的发生率增高。即使得以怀孕，还会增加自然流产、早产、胎盘异常及低体重儿等不良生育结局的发生风险。

2. 早孕流产后及中孕引产后 2 周即可恢复排卵，如果不及时避孕，可能在首次月经之前再次妊娠。流产后 1 年内，特别是 6 个月内再次妊娠对母体和胎儿存在较大风险，如果再次选择人工流产会对女性身体造成更大损害，重复人工流产的危害最大。为避免人工流产后再次意外妊娠，此次人工流产术后应当立即落实高效避孕措施。

3. 宫内节育器、皮下埋植剂和长效避孕针都属于高效的避孕方法，可长期使用。坚持和正确使用复方口服避孕药也可以达到高效的避孕作用。

4. 我可以获得免费的避孕药具，并了解如何领取。

5. 根据本人的具体情况，我选择的避孕方法是□

1. 宫内节育器　　2. 皮下埋植剂　　3. 长效避孕针　　4. 复方口服避孕药

5. 男用避孕套　　6. 女用避孕套　　7. 外用避孕药（栓剂、膜剂、凝胶）

8. 女性绝育术　　9. 男性绝育术　　10. 其他，请详述　　11. 未决定

6. 在人工流产后的 1 年内，我愿意定期复诊或接受医护人员的随访，她们会为我提供持续的咨询和医疗服务，以帮助我坚持有效避孕，预防过密的生育间隔（＜ 2 年）或重复人工流产。

医护人员已回答了我提出的相关问题，无论我是否决定或选择何种避孕方法，都不会影响本次流产服务。

服务对象签名 ＿＿＿＿＿＿＿＿＿＿＿＿　　日　期 ＿＿＿＿＿＿＿＿＿＿＿

咨询者签名 ＿＿＿＿＿＿＿＿＿＿＿＿＿　　日　期 ＿＿＿＿＿＿＿＿＿＿＿

附录 G 人工流产后避孕服务随访登记表（1个月）（参考样式）

姓名 _____ 门诊号 / 病历号 _____ 随访日期 _____

随访方式□ 1.门诊 2.电话 3.QQ 或微信 4.其他，详述

流产后出血时间 ____ 天，出血量与平时月经相比□ 1.少于 2.相似
  3.多于 4.说不清

月经是否恢复□ 1.是，末次月经日期 ____ 年 ____ 月 ____ 日 2.否

是否恢复性生活□ 1.是，流产后 ____ 天 2.否

目前采用的避孕方法□ 1.宫内节育器 2.皮下埋植剂 3.长效避孕针
  4.复方口服避孕药 5.男用避孕套 6.女用避孕套
  7.外用避孕药（栓剂、膜剂、凝胶） 8.安全期
  9.体外排精 10.女性绝育术 11.男性绝育术
  12.其他，请详述 13.未决定

主要感受

是否继续使用□ 1.是 2.否，打算更换□（参见以上编码）
  3.否，先停用，暂未考虑好换用什么方法

咨询指导意见

随访者签名 _____ 日期 _____

附录 H 人工流产后避孕服务随访记录表 （3 个月、6 个月、12 个月）

（参考样式）

人工流产后避孕服务（3 个月、6 个月、12 个月）

随访记录表

姓名 ＿＿＿＿＿＿＿＿＿＿＿　　门诊号 / 病历号 ＿＿＿＿＿＿＿＿＿＿＿＿＿

随访方式□　1. 门诊　　2. 电话　　3. QQ 或微信　　4. 其他，详述

目前采用避孕方法□　1. 宫内节育器　　2. 皮下埋植剂

　　　　　　　　　　3. 长效避孕针（膜剂、栓剂、凝胶）

　　　　　　　　　　4. 复方口服避孕药　　5. 男用避孕套　　6. 女用避孕套

　　　　　　　　　　7. 外用避孕药（栓剂、膜剂、凝胶）　　8. 安全期

　　　　　　　　　　9. 体外排精　　10. 女性绝育术　　11. 男性绝育术

　　　　　　　　　　12. 其他，请详述　　13. 未决定

随访时间	日期	随访方式	目前使用的避孕方法	主要感受	是否继续使用		是否再次意外妊娠		随访者签名
					是	否，拟更换方法编码	否	是，详述	
3 个月									
6 个月									
12 个月									

咨询指导意见 ＿＿＿＿＿＿＿＿＿＿＿＿＿＿＿＿＿＿＿＿＿＿＿＿＿＿＿＿＿＿＿

附录 I 人工流产后避孕服务质量和效果评价指标

一、人工流产后高效避孕措施即时落实率

计算公式＝当年在该机构接受人工流产术后即时采取高效避孕措施的人数／当年在某机构接受人工流产的总人数 ×100%。

二、人工流产后长效避孕措施及时落实率

计算公式＝当年在该机构接受人工流产术后 6 个月内采取长效避孕措施的人数／当年在某机构接受人工流产的总人数 ×100%。

三、人工流产后 1 个月、3 个月、6 个月、12 个月随访率

计算公式如下。

（一）在该机构接受人工流产后 1 个月时得到随访的人数／在某机构接受人工流产时间＞1 个月的总人数 ×100%。

（二）在该机构接受人工流产后 3 个月时得到随访的人数／在某机构接受人工流产时间＞3 个月的总人数 ×100%。

（三）在该机构接受人工流产后 6 个月时得到随访的人数／在某机构接受人工流产时间＞6 个月的总人数 ×100%。

（四）在该机构接受人工流产后 12 个月时得到随访的人数／在某机构接受人工流产时间＞12 个月的总人数 ×100%。

四、人工流产后 3 个月、6 个月、12 个月高效避孕措施续用率

计算公式如下。

（一）在该机构接受人工流产后即时采取高效避孕措施并坚持使用 3 个月的人数／在某机构接受人工流产时间＞3 个月且术后即时采取高效避孕措施的总人数 ×100%。

（二）在该机构接受人工流产后即时采取高效避孕措施并坚持使用 6 个月的人数／在某机构接受人工流产时间＞6 个月且术后即时采取高效避孕措施的总人数 ×100%。

（三）在该机构接受人工流产后即时采取高效避孕措施并坚持使用 12 个月的人数 / 在某机构接受人工流产时间＞ 12 个月且术后即时采取高效避孕措施的总人数 ×100%。

五、人工流产后 6 个月、12 个月再次人工流产率

计算公式如下。

（一）在该机构接受人工流产后 6 个月以内再次进行人工流产术的人数 / 在某机构接受人工流产时间＞ 6 个月的总人数 ×100%。

（二）在该机构接受人工流产后 12 个月以内再次进行人工流产术的人数 / 在某机构接受人工流产时间＞ 12 个月的总人数 ×100%。

六、人工流产后避孕服务满意度

计算公式＝对该机构提供人工流产后避孕服务表示满意的人数 / 在某机构曾经接受人工流产手术并接受满意度调查的总人数 ×100%。

附录 J 单独咨询表述

步骤 1 建立良好关系	友善打招呼，自我介绍，承诺保密原则
步骤 2 询问：收集相关信息，了解需求，填写相关表格	生育史，关注是否有子宫瘢痕（剖宫产史、肌瘤剔除史）了解存在几项高危因素
	人工流产史，关注重复或多次人工流产史
	近期生育计划及性生活情况
	月经情况，过多？痛经？（程度）
步骤 3 告知：建立立即、高效、长效避孕观念	建立立即和高效、长效避孕观念，告知其存在的人工流产风险，告知人工流产后再次妊娠风险，强调预防 6 个月内的高危人工流产
	避孕失败原因分析，介绍高效、长效避孕方法的有效性
	强调落实人工流产后立即采取高效避孕方法至少 6 个月，重复人工流产和瘢痕子宫优先选择长效避孕方法
步骤 4 协助：筛选和推荐适合服务对象的高效避孕方法	长效避孕方法（宫内节育器、皮下埋植）：人工流产同时可放置的好处，避孕机制，比较及避孕效果以及额外收益
	短效避孕方法：复方口服避孕药（COC）、避孕套、安全期避孕效果分析，COC 的机制和额外收益
步骤 5 释义：解释常见顾虑，解释不良反应（必须做好），指导正确使用	左炔诺孕酮宫内缓释系统常见顾虑：激素会长胖、影响月经、会影响生育、不良反应大、价格偏贵
	皮下埋植顾虑：不规则出血、体重增加、闭经，影响生育
	含铜宫内节育器常见顾虑：月经多、腹痛、腰痛、与子宫长在一起，取环疼痛，增加盆腔炎症风险
	COC 常见顾虑：长期使用影响生育、致癌、担心体重增加
	左炔诺孕酮宫内缓释系统不良反应：重点告知阴道点滴出血、月经减少甚至月经暂停，部分人有痤疮发生
	COC 不良反应：服药前 3 个月点滴出血、头晕、恶心、乳房胀痛的处理方法
步骤 6 随访	告知随访的重要性和目的
	预约随访时间，每个随访时间段的简要随访内容
	告知应当必须随访的情况
	随访工具使用：微信、随访电话、QQ 群

附录 K　集体宣教表述

项　目		宣教内容
步骤1 开场：建立信任		人工流产术前注意事项，术后康复指导
步骤2	主题内容1 （原理讲解，了解人工流产危害）	简要说明人工流产手术过程（使用模型讲解）
		介绍人工流产危害（手术风险、并发症、远期生育功能损害）
		善意劝导能不做人工流产尽量不做
	主题内容2 （避免再次高危人工流产）	告知高危人工流产的情形（剖宫产史、重复/多次人工流产，其他高危情况）
		告知高危人工流产危害（更高的手术风险、更多手术并发症、更可能损害生育功能）
		建立"为保护生育力，必须立即、高效、长期避孕"观念，强调人工流产后至少高效避孕6个月
步骤3 强化中心思想：人工流产后如何正确避孕	重点3	强调人工流产后科学避孕3大关键："立即""高效""长期"
	立即	人工流产后立即落实避孕措施的必要性（最快术后2周可恢复排卵，月经恢复前可再次妊娠）
		人工流产后立即落实避孕措施的获益：COC利于人工流产后康复、IUC避免宫腔二次操作
	高效	高效避孕定义及举例：COC、宫内节育器、皮下埋植、长效避孕针
		常见避孕失败举例分析：避孕套、安全期、体外排精、紧急避孕药
	长期	至少坚持避孕6个月以上，避免高危人工流产
	知情选择长效避孕	宫内节育器适用近期为计划生育的女性和已经是"高危"人工流产的女性，尤其适合剖宫产及多次人工流产史的女性
		宫内节育器避孕机制的介绍，各自优缺点，按照2019年《人工流产后宫内节育器放置的专家共识》告知恰当的选择
		宫内节育器的常见误解：未婚女性不适合放置宫内节育器
		为打算人工流产后同时放置宫内节育器的女性和准备皮下埋植避孕的女性提供进一步咨询服务

（续表）

项　　目		宣教内容
步骤3 强化 中心 思想： 人工流产 后如何正 确避孕	知情 选择 高效 避孕	COC 适用近期打算生育和不愿选择宫内节育器及皮下埋植剂的女性，建议人工流产后即时服用 COC，至少持续 6 个月
		COC 的避孕机制、COC 的服用方法
		COC 常见误解的顾虑解除：能否长期使用，会不会影响生育，是否致癌，是否发胖
		COC 不能使用的情况：肥胖，吸烟每日 15 支以上，吸烟同时 35 岁以上，深静脉血栓史或家族史
		明确 COC 额外的健康获益
步骤4 结尾，解答疑问， 告知随访		介绍首次复诊时间、目的和内容
		需要立即到医院复查的情况
		告知随访电话、微信或 QQ 群